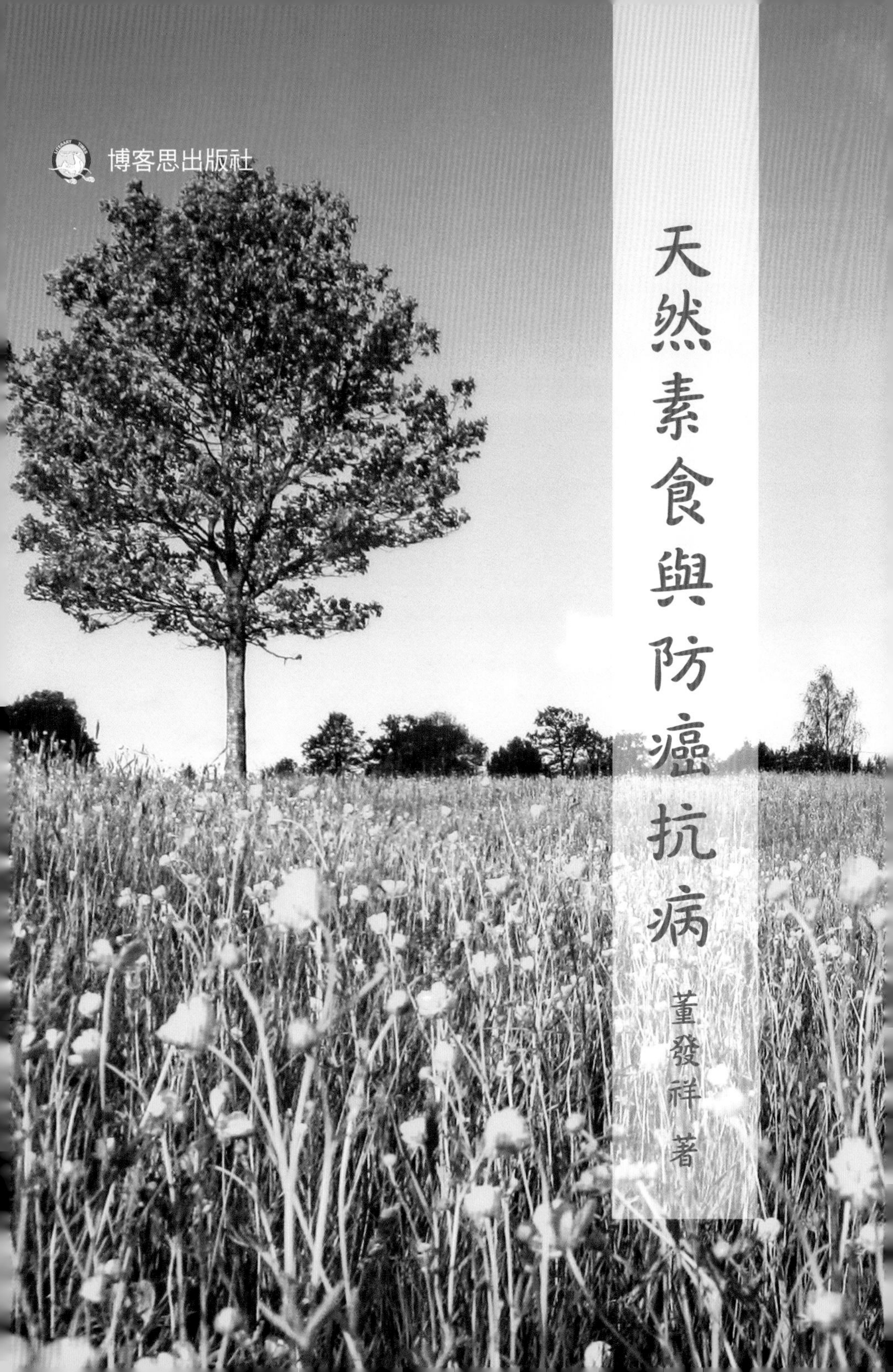
博客思出版社
天然素食與防癌抗病
董發祥 著

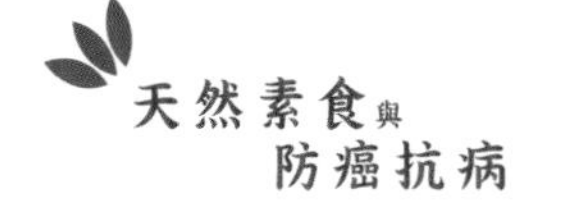

目錄

前言

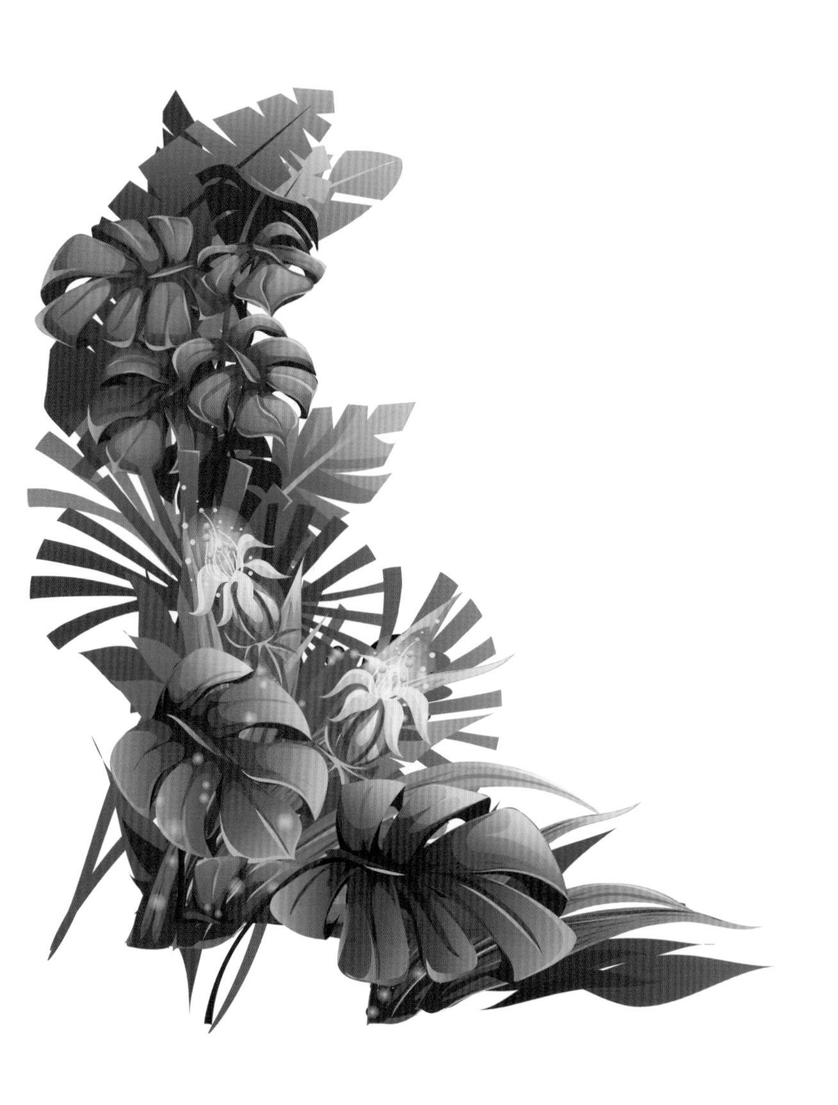

素食：抗病的良方

本書編寫動機是因筆者發現，至親好友中多人罹癌後，非但堅持經歷癌症醫學奪錢奪命三招「手術、化療、放療」全部療程外，還會牢記他們所謂的專業指示：「無論任何時間，如果覺得自己身體有無力感時，吃些肉品補充一下，就會好的」。此後，他們就在筆者以世界級多數科研專業人員研究肉食致癌與素食抗癌的真相，予以勸阻時，總是屢勸不聽。尤有甚者，竟在癌症復發再次醫好後，還會照樣吃些動物性的肉食，甚至更會天天吃，頓頓吃。後來在幾經自我檢討後才警覺到，他們之所以不聽勸告，應該是我本人始終未能提出任何實在又有力説詞，讓他們能真正認識到癌症病的真實面貌所致。於是立即於 2018 年八月份，著手將多年來所蒐集的相關資料編寫成書。另在編寫的過程中筆者曾因體會到，人類日常的食物必須是營養與能量兼備並存，而這種食物在我們地球上只有一種，那就是在我們大自然中被稱為「食物生產者」的「綠色植物」，利用其本身特有的光合作用，把太陽的光能轉變成我們人類生命中所必需的化學能，再結合它們取自土壤與大氣中其他眾多相關物質後，所生產出來唯一具有生物能量的「天然素食」，本書最初曾稱之為「藥膳同源純植物性天然素食」，稍後為配合澳洲專家自蔬果中研發出長壽維他命的壯舉，而蔬果又是天然素食中的重要部分，曾以《藥膳同源全素食超越長壽維他命！》為名，於 2020 年 10 出版上市至今。

隨後由於那位原先堅信標靶治療癌症醫師所說，覺得自己身體有無力感時，吃些肉品補充一下，就會好些的親人，經過天天吃，頓頓吃，最後竟然在一餐不吃肉就會立即感覺到沒有體力，再加上多位至親好友拿些吃肉得癌又能治好的例子鼓勵她繼續吃，一直到她最後慘死在醫院裡癌症專家的手裡。

在經過這次重大打擊後，筆者才真正有幸獲得並認識到，在天然的素食裡，尤其是天然的蔬果中，竟然含有約數千，甚至上萬種不同被稱為植化素的天然抗氧化物質，這些天然的抗氧化物質既可抗發炎，抗腫瘤，抗老化，又能協助活化我們的免疫機能，增強免疫力，輔助維生素發揮生理機能，激發體內酵素發揮解毒活性，調節產生酵素，預防細胞受損，改善血流循環，抑制過敏，抵抗細菌及病毒感染等……。也意識到了這些抗氧化物質，才是癌症等慢性病的最大剋星！筆者也因此才膽敢把原書《藥膳同源全素食超越長壽維他命！》，予以重新整編以抗癌為主，並將書名由《藥膳同源全素食超越長壽維他命！》，重新命名為《除癌務盡的天然素食》，目的在於點出天然素食，非但是我們人類絕無僅有的最佳食物，而且更是我們人體對抗疾病，清除各種癌症的最佳利器。不幸的是最適合本書名稱的「除癌務盡」四個字有違出版法之虞，最後才改為目前的《天然素食與防癌抗病》，但在本書內容的主體中因事涉推演，鋪陳，解說，演繹之需，仍以《天然素食與防癌抗病》稱之。

另為強化各位讀者對癌症真相的了解與認識，筆者本人也特別把近百餘年來世界病史中，所蒐集整理人類癌症從出現、發展到衰退，整個過程中的重要資訊以及相關事實，按它們個別發生的年代，組編列成「近百餘年來人類癌症的興衰史」供讀者參考如下：

近百餘年來人類癌症的興衰史

（01）1900 年可說是癌症的「元兇」（即「自由基」，或稱「游離基」）被發現的一年。因為世界上第一個被發現並證實的自由基，是一位出生在烏克蘭的猶太裔美國化學家摩西・岡伯格（Moses Gomberg, 1866.02.08.~1947.02.12.）於 1900 年在密西根大學任教時所發現的，即「三苯甲基自由基（化學式為：$(C_6H_5)_3C\cdot$）」。

（02）1914 年可說是人類癌症誕生的的第一年：

i. 因為在當時被稱為年度重大死亡疾病的各種病，全是些由我們身體在遭受到外來病毒或病菌感染後，造成我們體內『細胞的急性發炎』，所引發諸如天花、白喉、流感、肺炎、肺結核、非典 Sars 等……的「傳染病」。

ii. 但在本年度中，有奧斯本（Osborn）與曼德爾（Mendel）兩位美國人士，以動物與植物兩種蛋白質，分別餵食兩組小白鼠作實驗，很快發現，肉、蛋、奶、魚等動物性的蛋白質，比植物性素食中的蛋白

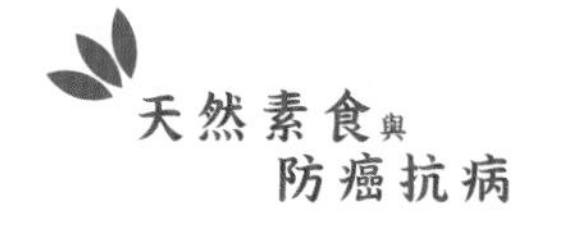

質有利於我們人類的發育與成長。隨即大力宣傳肉食優於天然素食，導致後來一般大眾瘋狂追求肉食的飲食習慣。殊不知在多年後的科研專家們發現，動物性肉食在人體內被消化時，常會產生一些過多的自由基攻擊我們的細胞膜與基因，造成我們身體「細胞的慢性發炎」，進而引發了諸如腫瘤、癌症、高血壓、糖尿病、精神病、癲癇、哮喘、肝炎、腦血管病變、關節炎、心臟病、痛風、腎臟炎等等……的「慢性病」。

（03）1915 年，在本年度開始時，美國政府與相關企業，立即正式針對動物性肉食，砸下巨額金錢，透過全國教育系統等各種管道，向社會大眾大肆洗腦，宣傳肉食是促進人類身體發育成長的最佳食物。

（04）1920 年代，在經過 1915 年以後五年來積極的宣傳與洗腦後，此時肉食已經在美國社會中造成了瘋狂大流行。從此以後，人類的各種腫瘤、癌症、糖尿病等……「慢性病」才逐漸顯現出來。

（05）1920 至 1940 年，在這 20 年期間，一直

都是「傳染病」與「慢性病」兩者同時並存的狀態中。

（06）1940 年代：

i. 由於在 1940 至 1950 年間，各種抗生素陸續被發現，致使「傳染病」在 1950 年後逐漸受到了控制。

ii. 在此同一時期，另有專家針對 1914 年實驗所做的後續性實驗裡，發現了在 1914 年當時的實驗中，奧斯本與曼德爾兩位人士給肉食組白鼠所吃的肉、蛋、奶中，都有很完整的動物性蛋白質，但在素食組白鼠所吃的米、麥、玉米等全是些精緻的澱粉，毫無植物性蛋白質的成分。此時的實驗證明了 1914 年的實驗是個大烏龍，但卻造成了一個禍延子孫百年以上的飲食大悲劇。

（07）1950 年代，各種「慢性病」已經完全取代了「傳染病」，而成為美國的年度重大死亡疾病。

（08）1952 年：

i. 此時的相關專家針對 1940 年實驗中

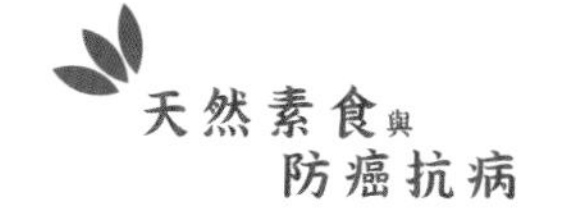

發現 1914 年錯用精緻澱粉當植物蛋白後，改採動物與植物兩種正確蛋白質，所做的後續性的實驗中，又發現 1914 年實驗中；原來肉食組長得又快又壯的小白鼠，比素食組小白鼠提早罹患癌症、惡性腫瘤、糖尿病、腎臟炎等……「慢性病」，在部分專家持續長時間追蹤實驗的最後結果，更發現肉食組的小白鼠非但比素食組小白鼠長得快，也病得快、老得快與死得快。

最後，這些專家都一致奉勸，所有的一般社會大眾，為了自身的健康，最好還是採取純植物性的天然素食。這是 1914 年以來科研專家對純天然素食的首次推崇。

ii. 在 1952 年中，生化學家小恩斯特克雷布斯，帶給天然素食的肯定。

當年生化學家小恩斯特克雷布斯（Ernst T. Krebs, Jr.），自苦杏仁中分離出，能對付癌症的「維他命 B17」時，也發現維他命 B17 普遍存在於 800~1200 種天然素食性植物中，幾乎囊括了全部的蔬果與五穀雜糧等所有天然素食。

（09）1960 年代，「慢性病」的持續發展導致政府醫療經費不斷擴大，並嚴重威脅到國家財政支出後，才逐漸引起了各方人士，對慢性病與飲食關係的重視與研究。

（10）1968 年 7 月 30 日，詹森總統在位時，美國參議院終於通過法案成立「參議院國民營養問題特別委員會」，由參議員麥高文擔任主席，進行「飲食與健康」的官方調查與研究。

（11）1977 年，卡特總統就職第一年時，麥高文就在調查研究將近十年後今年，提出了一本長達 5000 餘頁，震驚全美及國際醫藥、營養學界，最具轟動性的《麥高文報告》。這個報告的重點，都在呼籲美國人民，要放棄當時的「五高飲食」，即：

i. 高卡路里。

ii. 高蛋白質。

iii. 高脂肪。

iv. 高糖量。

v. 高精緻化。

同時也推薦「五低飲食」，即：

i. 低卡路里。

ii. 低蛋白質。

iii. 低脂肪。

iv. 低糖量。

v. 低加工的飲食生活。

以保證美國國民改善疾病、保持健康、長命百歲。甚至委員會還喊出以下口號：要「美國國民，回到二十世紀初（即 1914 年前以純植物性天然素食為主）的飲食生活吧！」

（12）1994 年有科研人員，從天然素食醣類中的蕈菇類、樹汁、樹膠或樹脂、種子、核果與海藻類，甚至五穀雜糧與蔬菜、水果裡，發現了八種能促進細胞間的溝通協調，並緊繫每個細胞在疾病預防與健康維護工作，以及提升免疫系統的醣質營養素。

（13）2009 年相關科學研究對天然素食的肯定：

i. 我國陽明大學研究團隊研究證實，老鼠食用綠茶、葡萄皮等天然植物萃取的抗

氧化物質，能促進我們長壽基因 Cisd2 的活化，明顯可減緩人的老化速度。

ii. 2009 年度榮獲諾貝爾醫學獎 3 位美國科學家，發現多吃未經加工的純天然蔬菜、水果及豆類等，並從事一些輕微運動或打坐等，即可重新啟動端粒酶保護染色體末段「端粒」，不受染色體分裂後縮短影響，而使細胞「返老還童」繼續不斷的分裂下去，以延緩人的老化。

iii. 我國中央大學國際研究團隊，進行的雙胞胎基因研究，已於 2009 年 12 月證實，後天生活習慣能改變基因體上的甲基化，並傳給下一代。

此一研究說明了基因並非天生不變，而是後天可以改變的事實，也證實了像抽菸、酗酒、攝取過多動物脂肪與熱量、壓力過大等皆不利於健康基因甲基化的正向發展，會造成健康的惡果傳給下一代；更證實了像維他命 B 群、葉酸、綠色蔬菜，如菠菜、洋蔥、甜菜、大蒜、柳橙等純天然素食，以及運動、飲食、規律性生活習慣等，皆有利於健康基因甲基化的正向發展，可以

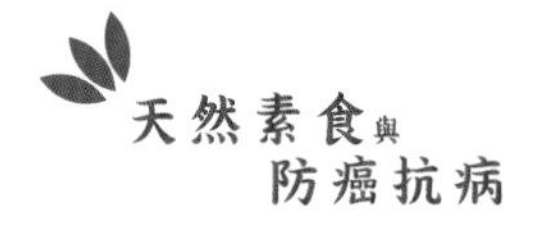

導正前不好的甲基化，修正壞基因並傳給下一代。

（15）2018 年澳洲科學研究已經證實，他們能夠從純天然水果和蔬菜中，研發出了一種名為「煙醯胺單核苷酸（NMN）」的新型維他命，據稱是目前所發現最安全，也最有效的抗老化長壽維他命，不僅可以對付神經退化性疾病和糖尿病等，超過 20 種當今醫學主攻的老年疑難雜症，更是能夠對抗癌症，能幫助修復因衰老與輻射而受損的基因，以及修復體內各種受損物質，從而延緩人的衰老，促進人類的健康，並肯定絕對可以大大延長人類的壽命。

（16）更有日媒綜合這方面的研究指出，到 2050 年時，人類將最接近「不老不死」的境界，當時，人類壽命約是 150 歲。再根據加拿大醫學專家最新預測，未來 50 年內，人類的平均壽命可能延長到 150 歲。

（17）總結這段一百多年來史跡給我們的警惕重點如下：

i. 我們受到病毒或病菌感染，引起

細胞急性發炎所導致的「傳染病」，在1940~1950年代各種抗生素持續被發現後，已經完全受到了控制。

ii. 至於自由基所引起的「慢性病」，都可以用我們中醫自古以來所推崇，「藥膳同源」純植物性天然素食中，所釋放出來數千，甚至上萬種不同的抗氧化物質予以清除。

iii. 非但如此，2018年澳洲科研學者的研究，更證明了「藥膳同源」純植物性天然素食，除對人類癌症具有相當功效外，還可以修復癌症醫學放療與化療對身體所造成的諸多傷害，以及修復因輻射而受損的DNA等，讓人類壽命大大的提升與延長。

iv. 這裡所謂的純植物性天然素食，就是被譽為營養學界愛因斯坦，柯林・坎貝爾博士與日裔美籍胃腸科醫師，新谷弘實博士兩位人士所指「肉食分量為零」的純植物性天然素食。

v. 這些天然素食，非但能完全消除所有我們用肉食所吃出來的各種癌症等慢性

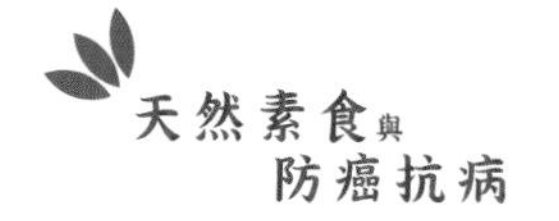

病，而且還有一些養顏、美容、凍齡、甚至返老還童的功能。

（18）由以上對近百餘年來各年度重大死亡疾病的變遷來看：

i. 上個世紀初約在 1914 前後，每年的年度重大死亡疾病，全是由我們身體細胞遭受到外來病菌或病毒感染，形成「細胞急性發炎」，所引起的「傳染病」，如天花、白喉、流感、肺炎、肺結核以及非典 Sars 等……。隨即在肉食被誤認為優於天然素食，並在 1920 年造成肉食瘋狂大流行後，我們人類開始大量吃肉食，殊不知那些肉食中所含眾多飽和性油脂，在體內消化時，都會被分解為兩種具有毒性的物質；一種是花生四烯酸的脂肪酸（屬多元不飽和脂肪酸 Omega-6 的一種），它會在體內經由一些氧化酶反應，代謝成一些具有生物活性的有毒物質，這些有毒物質全屬自由基的家族；另一種則是具有直接毒害的氧化脂，就是所謂的氧化脂自由基，部分氧化脂自由基也會轉變成更毒的自由基，即乙醛。

一旦這些自由基在體內累及過多並到處亂竄時，就會隨時攻擊我們的細胞膜或細胞內部的基因，造成細胞慢性發炎的連鎖反應，最後形成「慢性病」如腫瘤、癌症、高血壓、糖尿病、精神病、癲癇、哮喘、慢性肝炎、高血脂症、心腦血管疾病等……。

ii. 以上「傳染病」與「慢性病」兩種病在 1920 年至 1940 年之間是相互共同存在的。

iii.「傳染病」在 1940 與 1950 年間，因多種抗生素被發現後，已經完全受到了控制。

iv. 1950 年代以後，「慢性病」已經完全取代了「傳染病」，成為美國往後各個年度的重大死亡疾病，直到目前仍是如此。

v. 根據以上說明，我們可以理解到，所謂「慢性病」，根本就是我們大量攝取肉食，讓動物肉在體內被消化時，產生大量自由基攻擊我們的細胞膜或基因所造成的，因此相關專家也都認為動物性肉食分量為零，並具有生物能量的純植物性天然素食中，所含約有數千，甚至上萬種不同的抗氧化物質，既可以消除這些大量的自由基，又可以預防這些「慢性病」，而且還能更進一步，促成我們身體的自然健康，非但能讓你、我的體態適中，更會具有提振精神、增強記憶力、提高生育力、讓我們返老還童以及延長壽命等多種功能。

vi. 總結來說，目前能夠影響我們人類健康的只剩下了過多自由基所引起的「慢性病」，而且純植物性天然素食中數千，甚至上萬種抗氧化物質，既能完全消除癌症，又能預防這些慢性病的復發，也就是說我們每個人，只要能夠選擇吃肉食分量為零的純植物性天然素食，就能夠輕鬆甩掉癌症等各種慢性病，無憂無慮健健康康地繼續生活下去。

vii. 最後我們需要謹記在心的是，動物性肉食養癌，植物性天然素食除癌，以便今後再遇到任何癌症患者時，不必知道他癌症的名稱與部位，也不須知道癌症的期別，只要勸他們能自即日起，立即按照柯林・坎貝爾與新谷弘實兩位博士所建議，開始吃肉食分量為零的純植物性天然素食，並依循本書所整理與建議的正確吃法，即以生吃有機蔬果，芽菜類……等為重點，可以多吃，並以均衡廣泛，少量多樣攝取未精製的全穀類、豆類、根莖類、堅果種子類、蕈菇類、藻類等……純植物性天然有機素食為中心，每天都能均衡攝取到三、四十種以上各種顏色的蔬果，與五穀雜糧類的飲

食方式為最佳，還要記住「熟食不如生吃」與「川燙不如水蒸」，他們就可以在三個月左右把自己的癌症給吃回去，並且可以既健康又無病痛，天長地久地繼續生活下去。

本書為力求簡單與明瞭，特分為以下兩個部分：

第一部分 為「重點介紹」，這部分主要是在説明身體裡的正常細胞與癌細胞之間的轉換，天然素食與非天然肉食之間的差別，身體細胞抗癌的方式，以及運動與飲食對我們身體健康的重要性，最後還列舉並分析一個千年以來，一直以天然素食為主，被公認為「全世界最健康民族」的狀況。

第二部分 為「認識癌細胞」，是本書的主體部分，係從認識一般細胞開始，經由近百年來人類癌症在世界歷史上的出現，擴散，惡化以及引起相關人士的重視與研究，到最後提出相關解決辦法等……，皆以章、節分述。這部分可能比較難懂，尤其是描述肉食動物細胞基因性狀遺傳的那一部分，不過它們肉食動物本身之間，代代相互追捕，殘殺，吞食以及遺傳的關係等本來就是那麼複雜。建議您先瞭解本書第一部分，重點介紹中的第 04 項，也就是：您知道為什麼「肉食的能量低嗎？」之後，您大概就可以弄明白了。

Note

第一部分

重點介紹

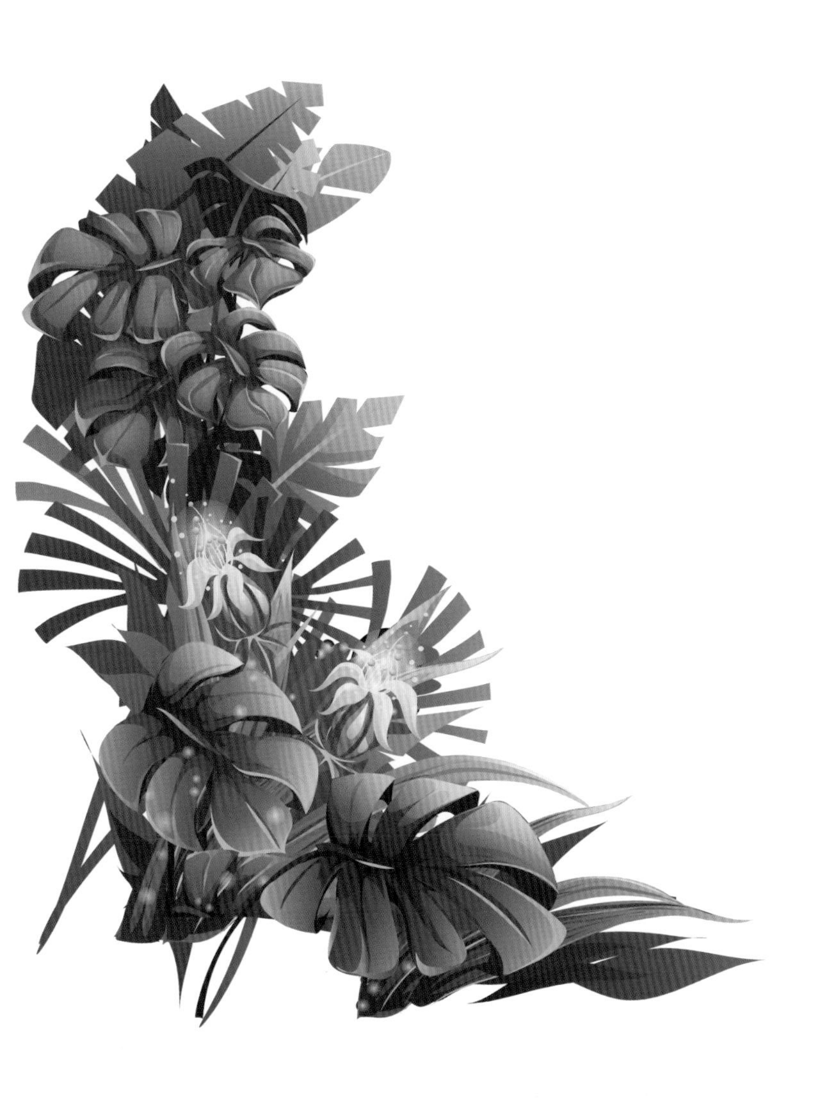

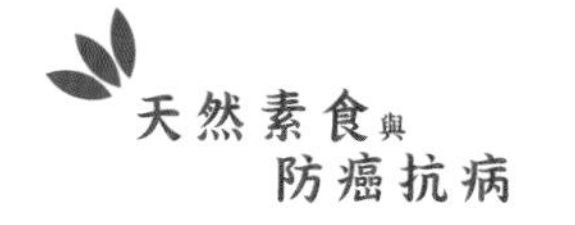

01. 您知道為什麼說認識癌細胞才不怕癌症嗎？

因為專家說過，每天攻擊並造成我們每個細胞被癌化為癌細胞的自由基，90% 以上是來自每個細胞內部的粒線體。又指出，這 90% 以上的自由基數量約有 1 兆以上，而且這些自由基攻擊自己細胞膜與基因造成細胞癌化為癌細胞的次數，每天都在 10 萬次以上。也就是說，這些自由基每天攻擊，並把自己細胞癌化成癌細胞的狀況，幾乎是每分每秒鐘都在發生的事，然而我們的細胞都能立即運用自己先天的抗癌功能，與內部早已製備的抗氧化物質，以及我們平時攝取天然素食中所釋放出來諸多的抗氧化物質等，予以修復還原。細胞內這些每秒鐘被癌化又每秒鐘被修復還原的狀況，不就表明了，癌症的發生在我們體內每個細胞裡根本就是一件稀鬆平常的事，根本沒有什麼可怕了嗎？

02. 您知道我們身體的每一個細胞實際上都是些癌細胞嗎？

這是因為我們身體裡每一個細胞，在分裂發展成為一個完全成熟的正常細胞那一秒開始，它就必須真槍實彈的去面對自己內部眾多粒線體每天所製造出約一兆個自由基的挑戰。也就是說，我們每一個細胞內部，每天「分分秒秒」都在持續不

斷進行著「被自由基攻擊癌化成癌細胞」，又「分分秒秒」都在持續不斷進行著「自我修復為正常健康細胞」的狀態中。因此我們可以說，所謂的健康細胞，事實上「分分秒秒」都是些癌細胞，也「分分秒秒」都是些健康細胞。簡單來說，我們全身所有的健康細胞同時也全是些癌細胞。

03. 您知道為什麼說「天然素食的能量高」嗎？

那是因為綠色植物，是大自然在生物界裡唯一的食物「生產者」，而且也只有食物的「生產者」才有能力運用其特有的光合作用，吸收太陽的輻射能轉變為化學能貯藏食物中，並能配合把大地中被稱為地氣的自由電子（即負離子），以及土壤與大氣裡所含的各種相關礦物質，巨量元素，微量元素，以及其他各種相關物質等全部結合起來，為自己與包括人類在內的各種動物，製造生產出具有化學能量與各種抗氧化物質的天然素食。這些被稱為天然素食的食物，除了具有可以維持各種動物組織器官運作的生物能量外，還會含有大量抗氧化物質的基本營養素，分別有醣類、脂肪酸（主要是各種動物用來製造自己體內組織與內臟等所需動物性脂肪的原料）、胺基酸（主要是各種動物用來製造自己身體所需動物性蛋白質的原料），以及其他各種動物身體也都需要的維生素、礦物質、巨量元素、微量元素以及具有強大抗氧化力量，又種類繁多的植化素等……各種營養物質與營養素等……。而且這些食物，除了極少部分被綠色植物自己本身所消耗以外，絕大部分最後都會被食物生產者儲存到自己的根、莖、葉、花、果以及種子的細胞裡作為備用能量與食物。由於這些綠色植物，即自然界食物的生產者全身每個細胞裡所儲存的，全是些具有化學能與抗氧化物質的食物，我們可以說，當我們攝取這些食物以維持自己的生命時，這些食物中的化學能就會在體內，藉著內在酵素引起各種化學變化所釋放出來的能量，才是促成我們每天不停呼吸、持續成長，維持體溫，保持鹼性體質並有力量工作、跑步、讀、寫、吃、喝、睡……等。這也是我說天然素食能量高的原因。

04. 您知道為什麼說「肉食的能量低」嗎？

那是因為所有「有頭有腦」的動物跟我們人類一樣，本身根本就不是食物的生產者而是消費者，所以不會生產，也不會儲存大量自己所需要並具有生物能量的食物，而且因為這些動物大腦神經細胞的唯一能量來源，已經先天就被限制在葡萄

糖裡，而且這些葡萄糖又需要這些動物把它攝取到體內那些植物性營素中的醣類，先轉化為「糖原」（即 glycogen 又稱肝糖或動物澱粉），才能絕大部分被儲存在肝臟細胞與肌肉細胞中作為備用能量。更不幸的是，這些備用能量在它們體內的儲量並不多。以我們同屬動物類的人類來說，平時體內糖原的總儲存量約有 200-500 公克，若不能定時從外界攝入醣類，這些糖原就會在 18 小時內完全被消耗殆盡。肝臟內也只能儲存 60 到 90 公克的糖原，這些肝臟糖原通常在 10 至 12 個小時也會被耗盡。至於一般動物體內肌肉細胞中所儲存的糖原，則因為在它們被屠宰或死亡時，都會自動完全被分解掉，因此被屠宰死亡後的動物，全身肌肉細胞裡非但毫無生物能量可言，而且所剩下的飽和性油脂與蛋白質在被人類吃到肚子裡消化吸收時，除了消耗我們人體原有的生物能量外，還會產生一些對我們身體有害的負能量，這就是一些所謂的過氧化物質，也就是自由基，而且據柯林・坎貝爾博士的說法，肉類蛋白質在人體內容易造成需求過量，過量的肉類蛋白質就容易啟動細胞癌化的機制。由於這些原因，所以我們才說「肉食的能量低」，而且這一說法也許只能免強適用在海鮮肉品上，因為各種海鮮肉的脂肪中所含的是不飽和脂肪。但要

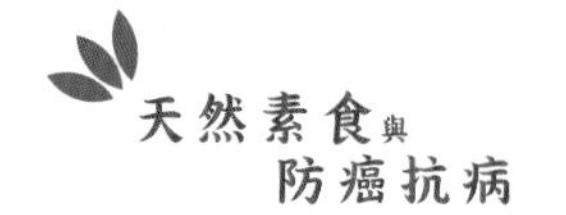

知道，不管我們吃的是天然素食或動物性肉食，我們一般都是在吃它們的細胞，而細胞裡都必定會含有每個動、植物本身的細胞與基因，這些基因又必定攜帶有各種動、植物本身優劣性狀的遺傳信息，這些性狀的遺傳信息對我們人來說，必然會對我們每個人本身的遺傳性狀產生一些優、劣的影響。根據專家的說法，動物細胞係由植物細胞直接演變進化而來，因此我們人類細胞中所含最原始的基因遺傳信息，原本就已經攜帶了植物本身原有的優質性狀，所以當我們吃天然素食時，其細胞中帶有生物能量的基因遺傳信息，所攜帶純植物本身的性狀，對我們人類本身性狀的影響來說，絕對是正面的，而且它所攜帶的正能量，還會修正或關閉一些我們不良的性狀，並確保能遺傳給我們的下一代。至於肉食中的細胞基因遺傳信息，因為已經成為各該種動物直接，或間接食用天然素食細胞基因遺傳信息，經由其本身細胞基因性狀遺傳信息的汙染或交互影響後所形成的，可以說已經成為攜帶該動物本身，具有負能量不良性狀的基因遺傳信息了，這種負能量獸性遺傳信息隨肉食進入人體後，食肉者本身的性狀必然就會受到該動物野蠻性性狀的影響，而偏向於該動物的野蠻獸性的性狀。非但如此，它們帶有負能量的遺傳信息，還會打開我們原先已

經關閉的不良性狀並遺傳給我們的下一代。因此，我們非但要說「肉食的能量低」，還要說「肉食絕對有帶給我們人類負面性狀的可能性」。最後，專家還指出，現在社會上層出不窮的父親殺兒子，兒子殺父親，女兒弒母親，母親殺女兒，兄弟之間，甚至人與人之間的互相砍砍殺殺……等非人性的行為，很難說不是那些肉食的人，受到所吃那些動物細胞基因中，不良野性動物性狀遺傳信息影響的結果。不是嗎？

05. 您知道食物與肉的不同嗎？

如果說，從大自然進化過程的精心安排來看，不難發現，我們的地球基本上在所謂大爆炸宇宙誕生後，生成基本粒子（能量）時，就開始時進入了「非生物界」。接著，這些基本微型粒子先組合成各種元素大、小的不同原子，再由多種元素的原子組合成簡單的有機小分子，直到單細胞生物出現時才開始進入「生物界」。進入生物界之後，首先被安排出現的生命體，就是被稱為食物生產者的綠色植物，因為綠色植物是「生物界」裡唯一能藉著本身特有的光合作用，把太陽的「光能」從「非生物界」帶入「生物界」的一種生命體。也就是說，綠色植物是唯一能把「非生物界」太陽的「光能」，轉換成「生物界」各種生命體所不可或缺的「化學能」，而且還能更進一步，將這些化學能及其本身取自土壤中的負離子，礦物質，巨量元素，微量元素等相關物質，再配合其取自大氣中的二氧化碳及其他物質，結合在一起，轉製成生物界各種生命體所必需並具有化學能，及眾多抗氧化物質有機食物的一種生命體。這些具有能量與抗氧化物質的有機食物，除了極少部分由該綠色植物生命體自己消耗外，其餘絕大部分皆以醣類，胺基酸，脂肪酸和其他有機物等的小化學分子形式，儲存在自己的根、莖、葉、花、果以及種子的細胞裡，作為備用的能量有機食物。而實際上在我們生物界裡，包括我們人類在內所有動物，每天只能毫無選擇性，只有直接或間接，不停地食用或消耗著，這些綠色植物身上活細胞內，所儲存備用的小分子，又具備化學能與抗氧化物質的有機食物，並運用其中的化學能，將這些小分子的營養素在體內進行各種化學變化，轉換成各自體內相關肌肉中所需要的大分子蛋白質與脂肪等……。簡而言之，使我們能夠呼吸、血液循環、維持體溫、成長以及有力量工作、跑步、讀書、寫字等等……的能量，就是因為這些食物中所貯存的化學能，藉由其中相關酵素，所引起各種化學變化而釋放出來的。

如果我們不吃自然界食物生產者，為我們所有生命體安排生產，具有化學能量與抗氧化物質的小分子食物，而去吃其他各種動物身體上大分子的肉時，要知道那些動物的肉，必定跟我們人類身上的肉一樣，全是其他動物直接或間接消耗綠色植物身上活細胞中，所儲存具有抗氧化物質有機食物內的小分子營養素與化學能，轉製而成。更由於各種動物跟我們人一樣，本身既不會生產，也不會大量儲存任何備用的能量有機食物。就算原來身體肌肉細胞內儲存有極少的備用能量（即糖元），這些能量也會在該動物被屠殺後，全部自動分解掉。至於每個細胞內部大量粒線體分秒不停所製造的諸多能量，也只能供應每個細胞在內部運用，所以在我們吃到那些動物屍體的肉時，它們的細胞裡，已經毫無任何能量與先前所吃的小分子營養素了。非但如此，當我們把那些既無能量，又幾乎沒有任何營養價值的肉吃到肚子裡之後，還會需要我們身體耗費內部的相關化學能量與酵素，在胃腸中將它們的肉分解還原成，近似於綠色植物所製造儲存的高能量有機食物一樣，即小分子的營養素型態之後，我們人體才有可能會把它們送到小腸裡，被再次吸收並轉送到體內，最後再次被轉化為相關部位肌肉中所需要的大分子蛋白質與脂肪等……。

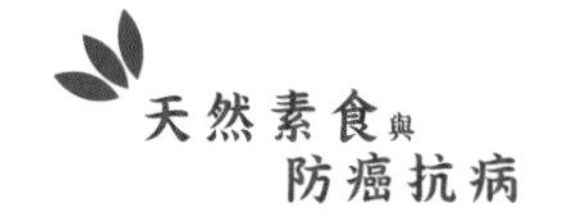

更不幸的是，當我們胃腸，再度運用自身能量將那些肉中的大分子蛋白質與脂肪等⋯⋯，消化分解成小分子吸收到體內時，還會附帶釋放出一些相當數量的負能量，也就是會引起我們細胞慢性發炎，導致癌症，心血管疾病，或老化，甚至死亡的自由基 （請參閱第二部分第四章第二節中的第 2 項説明），來危害我們身體的健康。鑒於食物與肉分別會造成各種各樣的不同狀況，有人就有感而發，認為綠色植物光合作用的進行，對空氣中二氧化碳及氧氣的平衡也極為重要，因此也可以説，若是沒有綠色植物的光合作用，宇宙間恐怕就不會有任何生物的存在。也有人認為，包括我們人類在內，地球上所有生命體的食物，基本上全是來自綠色植物光合作用所製造，具有化學能的有機食物。如果沒有綠色植物，就不會有這些能量有機食物，這個地球上根本就不會有人類，也不會有任何其他生命體，更不會有所謂「生物界」的存在了。由此可見，純植物性天然素食提供給我們的不只是最完整的能量營養素，應該還有好的空氣，而動物性的肉卻只能給我們的肚子提供一段時間的飽足感，和一些危害我們身體健康的自由基。

06. 坎貝爾博士對天然素食的看法

被世人譽為營養學界愛哀因斯坦的柯林．坎貝爾博士，在他四、五十年的科學實驗與研究中已經做到了，用動物性蛋白質來開啟癌症的發展，以及用植物性蛋白質取代動物蛋白質來關閉癌症的發展，最後更通過廣泛的研究證實：不含任何動物性肉類成份的飲食，最有益於我們人體真正的健康。

07. 專家建議我們吃動物肉分量為零的天然素食

由於相關科研專家研究發現：每天攻擊造並造成我們每個細胞癌化成為癌細胞的自由基，90%以上是來自我們每個細胞內部的粒線體。

i. 他們也指出每個細胞內的粒線體，每天產生這90%以上自由基數量約有1兆個。

ii. 而且這1兆個自由基，每天攻擊自己的細胞膜與基因可能造成細胞發炎，形成細胞癌化成為癌細胞的次數，都在10萬次以上。

①如果仔細推算一下（100,000/24/60/60 = 1.16次/每秒），我們細胞內部這些自由基每天攻擊，並把自己癌化成癌細

胞的狀況，幾乎是每秒鐘內都會發生一次以上。

②只是細胞內部這些每秒鐘一次以上被癌化為癌細胞的狀況，也都能立即被我們的智慧性細胞運用。

A. 自己所製造儲存的抗氧化物質「超氧化物歧化酶」（簡稱 SOD）。

B. 自己所具有的自我修復、自我癒合的功能。

C. 我們所攝取的天然素食中所釋放出來眾多的抗氧化物質等，予以自我修復與還原為正常的健康細胞。

①我們細胞內部這種每秒至少一次以上被攻擊癌化為癌細胞，又每秒至少一次以上被立即修復還原為正常細胞的狀況，雖然沒有造成任何癌症病變的問題，但卻造成了我們每個細胞內部，陷入在一個「每天都必須分秒不停，持續不斷被自己內部約 1 兆個自由基任意攻擊並癌化為癌細胞，同時又必須分秒不停，持續不斷自我抗癌，自我癒合與自我修復

還原成為正常健康細胞」的極度忙碌狀態中。

②我們細胞內部平時這種極度無聲無息忙忙碌碌的情況，說明了一個重要事實：就是我們每個智慧性細胞，對自己內部這些約1兆個自由基的數量，都能以自身的自我修復與自我癒合等功能，以及內部原有的抗氧化物質，尚能控制自如。

iii. 如果細胞內自由基的數量超過了90%，這些超過部分的自由基，就必然是我們平時由吃、喝、呼吸以及接觸到各種其他不好物質或因素在體內所產生的，專家們稱之為我們體內的額外自由基。

①這些額外的自由基，也就是專家所說，在我們體內會引起細胞癌化，造成真正癌症病變的那些自由基。

②也因此，才會有專家勸告我們說，平時就要注意，儘可能避開任何肉食，採取含動物性肉食分量為零的純植物性天然素食，因為只有這些天然素食才會在體

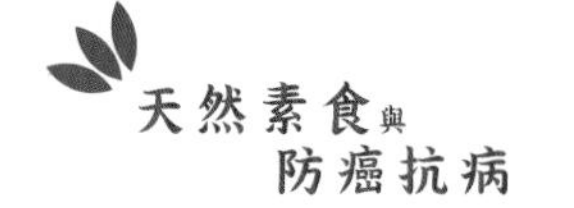

內釋放出大量的負離子與無數的抗氧化物質，才可以讓我們徹底避免，攝入一些不必要額外的自由基累積在體內，因為這些額外的自由基最終必然會啟動我們體內的癌化機制，而引發出真正的癌細胞。

③英國一位女科學家簡・普蘭特女士（Jane Plant）就是個很好的例子。她在 50 歲時罹患乳腺癌時，就開始吃天然素食，十年間有五次復發，最後一次是脖子上半顆雞蛋大的硬塊腫瘤，醫生也已宣告她只有數月生命。就在這個時候，她重新檢討並戒掉每天必吃，自以為是有益無害的營養品，兩瓶優酪乳（牛奶製品）。意外的是，脖子上的癌腫瘤在數週之後，就奇蹟般的完全消失了。

08. 肉食分量為零的純植物性天然素食的正確吃法

至於純天然素食的正確吃法，是「以生吃蔬果，芽菜類……等為重點，可以多吃，並以均衡廣泛，少量多樣攝取未精製的全穀類、豆類、根莖類、堅果種子類、蕈菇類、藻類等各種植物性有機食物為中心，每天能均衡吃到三、四十種以上蔬果

穀類的飲食方式為最佳」，還要記住「熟食不如生吃」與「汆燙不如水蒸」。

09. 您知道我們的身體一般是怎麼抗癌的嗎？

就是讓我們身體的細胞，拿我們吃進肚子裡純植物性天然素食中，所釋放出來大量的負離子與抗氧化物質給自由基就可以了。對，就這麼簡單，因為我們一般稱自由基「攻擊」細胞膜或基因，其實就是自由基在碰到細胞膜與基因時，立即從它們身上搶走一個電子（負離子）而已。

10. 根據 1960 年代以後部分世界級相關專家的實驗與研究發現：

我們每個人的健康，都直接跟我們體內負離子與自由基兩者比例相互增減的數量有關。他們都一致認為，不管我們目前健康狀況有多糟，甚至已經到了癌症末期，都無所謂。因為，只要我們能夠立即堅定不移按照他們的建議，藉由完全捨棄會在體內產生大量自由基，又昂貴的各種動物性的肉類，並開始只攝取，會在體內會產生大量負離子與抗氧化物質，又花費低廉的純植物性天然素食，儘量提高並保持負離子在我們體內高比例的數量，一直堅持下去，我們很快就會享受到應有的最佳健康狀況。懷疑嗎？為甚麼不試試看？反正只會省下些買肉錢，您絕對不會有任何其他損失。

11. 您知道運動跟飲食對我們身體健康表現的重要性嗎？

請看2000年諾貝爾生醫獎得主Eric R. Kandel所率領美國哥倫比亞大學（Columbia University）科研團隊的發現：

當我們的腳後跟受到衝擊，身上所有相關的造骨細胞都會感受到震動，為了承擔這個重力，我們的造骨細胞就會開始分泌大量的骨鈣素（osteocalcin），用以增加骨量、促進新骨骼的形成，努力加固原來骨骼應有的強度。同時這些骨鈣素也具有荷爾蒙作用，因此也會被大量輸送到全身，啟動與活化我們體內各種器官的作用，附帶也讓我們的人體開始變年輕化，由於這些特別的作用，骨鈣素也被稱為是「最強的回春物質」，但骨鈣素卻與各種綠色蔬菜中的維他命K息息相關。

經整理相關資料顯示：

i. 我們腿骨裡的造骨細胞在我們運動時，都會分泌出一種叫做骨鈣素的物質，這種物質能夠逆轉大腦和肌肉的老化，讓

我們返老還童，還能發揮其中的賀爾蒙功能，藉著循環流動全身的血液和其他各種器官溝通，調節我們的新陳代謝，以及食慾、肌肉、生殖，甚至肝功能都有密切關聯。

ii. 一般提到的骨骼荷爾蒙，大多就是指骨鈣素。

iii. 骨鈣素有 2 種：

①一種可以強化骨骼。

②另一種則能提高年輕活力，讓我們整個的身體返老還童。

③無論哪一種骨鈣素都與維生素 K 息息相關。

A. 因為只要體內的維生素 K 充足，就能促進骨鈣素的活化，讓膠原蛋白留住骨骼中的鈣等礦物質，加強骨質密度、增加骨骼的柔軟度與彈性。

B. 通常人體的腸內細菌可以自行合成維生素 K。

C. 相關專家也指出，維生素 K 大多存在於

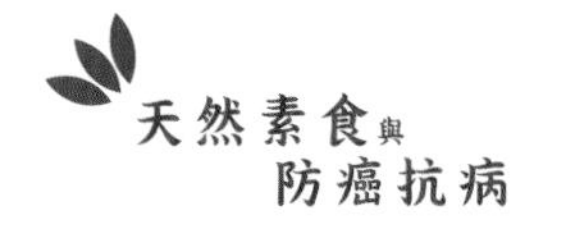

植物性的食物裡，其中又以深綠色蔬菜優於淺綠色蔬菜，例如花椰菜、甘藍、菠菜、芥菜、萵苣、蘆筍、空心菜等，因此只要飲食正常就不用擔心維生素K出現缺乏的現象。

iv. 此外，維生素K也能幫助人體合成膠原蛋白。

①人體的造骨細胞會分泌膠原蛋白，然後也會將血液中的鈣質填補進去以便形成新的骨骼。

②綜上所述，我們可以說，只要能夠設法增加自身骨鈣素的分泌量，我們就能提高骨骼的新陳代謝速度，骨質密度就會白然隨之提升，也會順便促進一些年輕活力，讓我們的身體返老還童。

③由於骨鈣素也是一種骨骼荷爾蒙，因此從骨骼裡大量釋放後，部分骨鈣素會藉著循環的血液被輸送到全身，和其他器官溝通，調節我們的新陳代謝，具有活化全身各種器官的作用，茲列述如下：

皮膚：製成造骨細胞的膠原蛋白，與皮

膚組織中的膠原蛋白相同，因此就有研究報告指出，此一作用與皮膚和臉上的皺紋數量有極高的關聯性。

大腦：骨鈣素能維持大腦神經細胞的結合，改善記憶和認知的機能。

心臟：預防動脈硬化。

腎臟：提高腎臟機能。

肝臟：提高肝細胞的代謝，讓肝機能變好。

胰臟：降血糖值，預防糖尿病。

腸道：有益於小腸，能促進糖分等營養的吸收。

睪丸：增加男性荷爾蒙，提高生殖能力。

④一般能增加骨鈣素分泌量的運動，有負重步行，爬山、爬樓梯，甚至踮腳、蹬腳跟等……。

⑤由以上可知，骨鈣素在促進我們骨骼健康的同時，也能活化全身器官、預防肥胖、讓肌膚變得有彈性，提高記憶力，

使我們的肌膚變得更有光澤，也使得我們整個人維持在年輕又有元氣的狀態，所以骨力（指骨骼的力量）是決定我們身體的青春、強韌、美麗的重要元素，由於這些特別的作用，骨鈣素還被稱為是「最強的回春物質」。

v. 骨鈣素同時還能促進身體的脂肪細胞製造及分泌 100 種以上調節身體機能的脂肪激素（Adipokines），脂聯素（Adiponectin）就是其中之一，也就是一般所謂的「長壽荷爾蒙」。

①脂聯素能讓高齡者健康延壽。

②脂聯素分泌量較多的人，擁有不容易生病的體質。

③研究也發現，健康的高齡者體內有較多的脂聯素，也能夠幫助血管回春、避免動脈硬化，還具有預防、改善糖尿病等疾病的效果。

④脂聯素的功能也十分類似荷爾蒙，不同之處在於製造的場所。

A. 脂聯素由細胞分泌。

B. 一般荷爾蒙則由器官分泌。

⑤一般來説，內臟脂肪及皮下脂肪都會分泌脂聯素。

A. 內臟脂肪是堆積在腹部的脂肪。

B. 皮下脂肪則是聚集在腰部的脂肪。

C. 當內臟脂肪累積過多時，會抑制脂聯素的分泌。至於為何內臟脂肪會抑制脂聯素的分泌量，目前還有待專家的進一步研究。

12. 一個民族幾千年來以天然素食為主的真實狀況

他們被認為是世界上最健康的民族，也可以説他們是一個完全以「藥膳同源純植物性天然素食」主的民族——罕薩族（Hunzas）。

罕薩族被稱為是全世界最健康的民族，是因為他們每天可以吃到大自然裡被稱為食物生產者的「綠色植物」，在他們於當地出現之前，為他們所生產與儲備的食物。

那些食物，就是本書所指，自古以來就存在於地表的「藥膳同源純植物性天然素食」，而且這些天然素食本身既鮮美，零污染，又具有我們人類

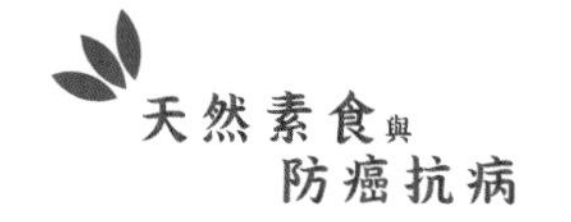

所需要的生物能量。更令人想像不到的是，其中還附帶有約數千，甚至上萬種不同的抗氧化物質，這些不同的抗氧化物質既能夠抗發炎，抗腫瘤，抗癌症，抗老化，又能活化我們人類的免疫機能，增強免疫力，輔助維生素發揮生理機能，激發體內酵素解毒的活性，調節產生酵素，預防細胞受損，改善血流循環，抑制過敏，抵抗細菌以及病毒感染等……功能。另方面罕薩族人又能隨時呼吸著，高山中既新鮮又零污染，更含有當地綠色植物所不斷釋放出來帶有大量負離子能量的空氣，於是才會讓他們看起來很年輕，更讓他們長年不會生病。

據說 1933 年英國詹姆斯希爾頓，偶然在旅途中迷失方向而闖入了罕薩，在目睹當地平靜的河谷流轉著兩條碧水，簡單卻悠閒的線條彷佛人間仙境般的罕薩後，讓他深深癡狂，並深情地稱其為「香格里拉」，也寫出了聞名於世的《失落的地平線》。另也有率隊考察罕薩的英國醫生羅伯特麥卡森，更將罕薩族稱為「不生病的民族」。根據著名自然健康創始人森下敬先生於 1999 年，在對 129 名罕薩百歲老人的身體檢查後顯示，他們體內脂褐素很低。這顯示他們的各種器官機能非常年輕，相當於現在一般城市中 50 歲左右的年輕人。

在罕薩族裡，六、七十歲根本不叫老人，年已超過百歲仍然身手矯捷，攀山越嶺如履平地。罕薩是一個處在巴基斯坦西北角和帕米爾接壤，被喜馬拉雅包圍的地方。位於海拔 2438 米的山區，包容在崇山峻嶺之中，長 161 公里，寬 5 公里，人口近六萬多人，過去兩千多年來，他們幾乎與外界完全隔離，現在已經成為西北巴基斯坦的一部分了。巴基斯坦人的平均壽命是 67 歲，然而在罕薩 100 歲也不會讓你成為老人，而且還很驚人的強壯，「you are what you eat——人如其食」，這句話一點都沒錯，也是他們能夠保持長壽與健康的秘訣，他們不是為了吃而活著，而是為了活而吃。罕薩人一日兩餐，豐富的早餐和日落後的晚餐。

有研究學者就表示：罕薩人之所以能夠長壽，主要是他們以天然蔬果為主要的飲食方式，他們只吃天然的素食，像蔬菜、水果、五穀雜糧等，沒有任何化學物質或添加物。罕薩人幾乎不吃動物性食品。平時，他們僅以天然的蔬果為主食，由於他們的外在環境中缺乏燃料，因此蔬菜多以生吃為主。除了蔬菜與水果，罕薩人在穀類中多食用小麥和小米，並且常與埃及豆、黃豆、大麥和碗豆等一起磨成粉做成複合主食「迦巴帝」食用。在製作的過程

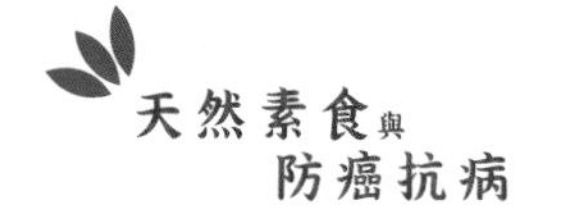

中，他們並沒有去除表皮和胚芽，所以這些含有營養的部分都保留在其中。除了天然蔬果外，他們當地冰河中融化的水，也是一個相當重要的健康因素，因為其中被發現含有豐富的氫負離子，而氫負離子既是完全沒有副作用又能治百病的萬靈丹，這也正是創造生命奇蹟的推手佛雷納根博士（Patrick Flanagan），研發出能除癌務盡萬能固體負氫離子消炎膠囊 （Magahydrate），所取用神水的來源，更是因此這裡的水就有被稱為是長壽之水，這些水也是罕薩人澆灌蔬果的好搭檔。罕薩人栽培蔬果從不使用化學農藥與肥料，而是以蔬菜屑、落葉等作為有機堆肥，既無汙染又富含養分。每年有 2 到 4 個月的時間，罕薩人都會暫時放下一切其他工作，全心全意做杏汁，這是罕薩人一個古老的傳統，他們仍然遵循著在杏子尚未成熟時開始行動，杏子的營養價值很高，在杏子未成熟前起動，是因為這樣的杏子營養價值才會高些。

這裡風景如畫，恬靜如詩，人人過著日出而作，日落而休的農耕生活，自給自足，與世無爭，各家各戶都能和睦相處，因此他們被認為是世界上最健康的民族。據說在他們的族裡，有 900 年都沒人罹患過被現代人稱為絕症的癌症 （請參考本

文下方所列「筆者註一」）。更何況，當地人幾乎從不生病（請參考本文下方所列「筆者註二」）。罕薩人八、九十歲仍在田地裡勞動。罕薩人平均壽命是 120 歲，此外，他們連外貌和體能也都比實際年齡還要來得年輕。九十多歲的老奶奶看起來只有四、五十歲。「活在當下，微笑對人」，這八個字對於現代的都市人而言，難能可貴。但在罕薩族人的世界裡，緊張、壓力、衝突等負面情緒都很少有，沒有自我疑惑，也幾乎沒有相關的精神疾病。在這裡，他們就像小孩子一樣，活在當下，微笑對人。再說，罕薩人一點都不懶，又好動勤奮。從黎明到日落努力地工作。以純天然素食為主的飲食習慣，天然無汙染的食材，未被破壞的自然生態環境，再加上他們知足常樂的性格，好像在身、心、靈各方面都達到了我們人類健康的最高標準，難怪他們被譽為世界上最健康的民族，他們的飲食習慣也被讚為純天然素食生活的最佳典範。

其實，他們這一切也證明了我們中華民族自 4000 年前，上古時代所流傳下來「空腹食之為食物，患者食之為藥物」，即所謂「藥膳同源純植物性天然素食」，確實有利於我們人類身體的健康，也確實能讓人多吃素多健康，甚至還可以像澳洲科學家，自蔬果中研發出長壽維他命時所說的一樣，會讓他們越吃越年輕，越吃越健康，甚至還可以把他們的壽命延長，讓他們都能跨越 120 歲的平均年齡，活到更長更久！

筆者註一：

我們人類癌症的出現，可說是百年前，1914 年時，由奧斯本 （Osborn）與曼德爾 （Mendel）兩位人士所作的烏龍試驗，以為動物性蛋白質比植物性蛋白質對人類的成長比較有利所導致。其實，這一動物性蛋白質較佳的狀況，在 1977 年麥高文提出一本厚達 5000 餘頁轟動性《麥高文報告》後，已經遭到推翻，因為報告中的口號就是呼籲「美國國民，回到二十世紀初，即 1914 年以前的飲食生活。」隨後的實驗與研究更發現肉食的小白鼠，比素食者非但長得快，也病得快，老得快，更死得快。2018 年澳洲專家從蔬果中研發出，可以消除所有疾病的長壽維他命後，相關癌症是絕症的說法應該已告結束。而遠在天邊的罕薩族人，直到 1986 年以前還是一個與世隔絕的神秘地帶，只有兩條懸於絕壁上的索道通向外界。而且當地肉食少之又少不說，一般肉食比素食貴，製作時又需要燒火與添加眾多配料，恐怕也難被過著「日出而作，日落而息」的農耕生活與缺火的情形，以及自給自足又樸實無華的罕薩族人所接受。就算他們有人不幸接觸到一次肉食，他們體內天然素食所產生大量抗發炎，抗氧化，抗腫瘤，抗癌以及抗老化的物質，也會立即把造成癌症的自由基全部消滅掉，所以癌症等各種慢性病與各種急性傳染病都不太可能存在於罕薩族人之間。

筆者註二：

這是因為以天然素食為主的罕薩人體內，隨時都會保持著大量抗發炎，抗氧化，抗腫瘤，抗癌以及抗老化等物質，而且實際上這些物質分分秒秒都在保護著他們體內的每一個細胞，阻止它們發炎，避免它們生病。再說，一般被稱為「食物」的「天然素食」，是大自然的主宰者或造物主，安排被稱為食物生產者的綠色植物，在包括我們人類在內，所有動物還沒有出現之前，運用其本身所特有的光合作用，把太陽的光能轉換為人體所需的化學能，再進一步結合其本身取自土壤與大氣中的各種相關物質，為我們所生產儲備的食物，也就是本書所指的「藥膳同源純植物性天然素食」。因此，如果任何人毫無根據就惡意指控，或宣揚被稱為食物的天然素食，會導致人類生病或罹患癌症等，就等於是嚴重侮辱了我們至高無上的主宰者或造物主，抑或上帝，也相信那些侮辱者遲早都會受到天譴與應有的報應或懲罰的。

Note

第二部分

認識癌細胞

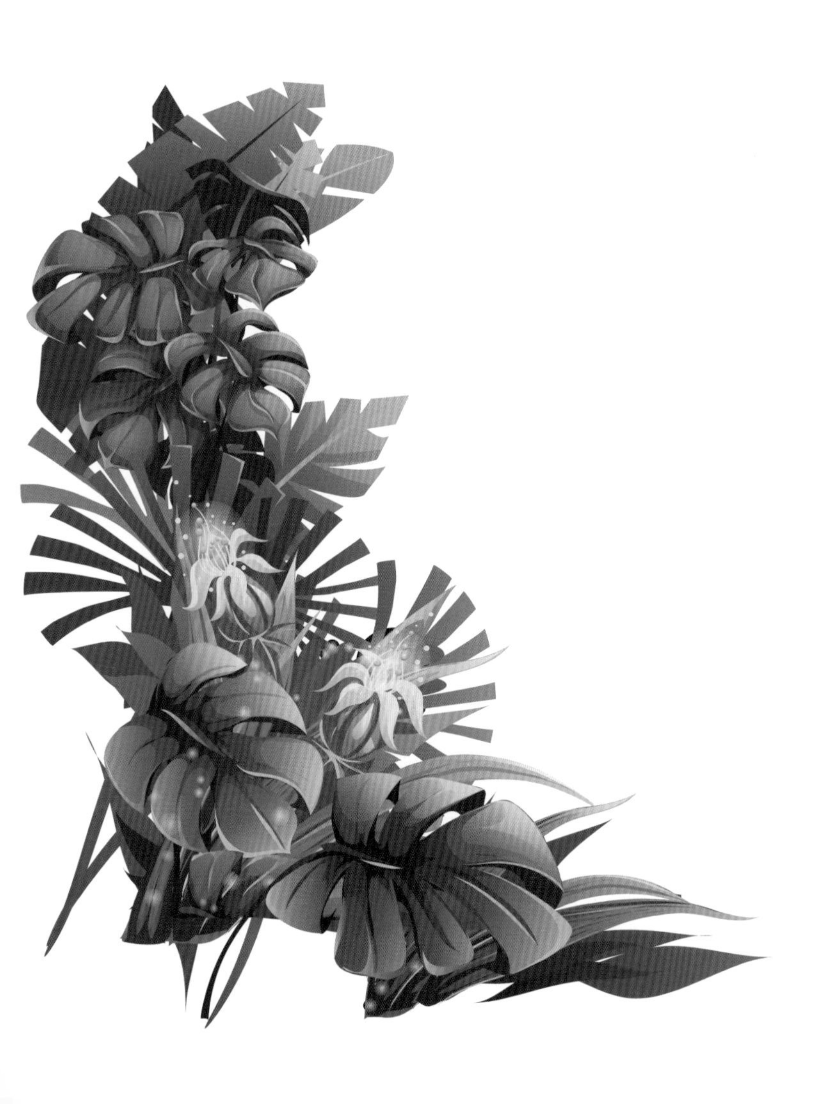

第一章 認識一般細胞的重要特性

第一節 我們每個細胞都是一個全然獨立進行新陳代謝活動的生命體。

1. 歷史上著名的生物生理學家亞歷克西・卡雷爾博士（法語：Alexis Carrel，1873 年 6 月 28 日 ~1944 年 11 月 5 日），曾經在 1912 年因為對於血管以及器官移植的研究，獲得諾貝爾生理學或醫學獎。卡雷爾博士曾於 1912 年 1 月進行一項三段式不老不死雞的實驗：

i. 第一段實驗是從正在孵化的雞蛋胚胎中取出一片心臟細胞，置入幾乎接近雞身血液成分的細胞群培養液中，沒多久這片心臟細胞就因缺乏養份而停止跳動。

ii. 第二段試驗時，就定時補充含有礦物質及營養素的培養液，結果活了幾個月，這些細胞受到自己排出的老舊廢物影響，產生變化，無法新陳代謝，最終衰老而死。

iii. 第三段試驗時，卡雷爾博士就在培養液細胞的代謝過程中，先排去老舊廢物，再定時補充或更新營養液，這片雞心

臟細胞便能不斷分裂增生，維持在永遠活躍的狀態中，只需要在增生過大時，將其修剪回原來大小後繼續培養，於是這片雞心臟細胞便在嚴密控管的實驗室裡培養了長達 34 年，比一般雞的壽命（約 3~5 年）長了 7~8 倍之多。在實驗的第 32 年時，Dr. Alexis Carrel 去世了，再經過 2 年，接棒的實驗人員也厭倦了，決定中止這項實驗，不再轉移到新鮮培養皿，於是這片雞心臟細胞才正式宣告死亡。

iv. 有鑑於此，卡雷爾博士在過世前就曾大膽推論，細胞是不會死的，只是細胞所棲息的液體退化了。並堅信只要能：

①定期提供細胞所必需的「養分」，

②適時更新或復原細胞所棲息的液體，

③細胞生命的脈動就會永遠繼續下去。

2. 這個實驗很顯然是在告我們，對於我們一般人來說；

i. 只要我們能持續規律飲食，「吃對食物」，讓我們體內的每個細胞都能夠持續不斷獲得正確的「養分與能量」，我們每個智慧性細胞才會時時刻刻保持著強大的生命能量，進而充分發揮自己的各種功能。

ii. 在每個細胞各種功能都可以充分發揮之下，我們全身的智慧性細胞，就會適時把自己的廢棄物排到體液中，接著我們各種代謝系統中的智慧性細胞也會繼續把這些廢棄物清除到體外，避免體液的酸化進而影響他們自身的老化與死亡。

iii. 接下來，我們細胞生命的機制就會自然而然地永遠持續發揮下去。

iv. 以上三點，實際上，只要我們能夠確實做到第一點的「吃對食物」，讓細胞可以獲得正確的「養分與能量」就可以了。

v. 說到「吃對食物」讓細胞可以獲得正確的「養分與能量」，我們就必須先瞭解「對的食物」及「養分與能量」對我們人類最根本意義是甚麼？關於這一點，有關專家就告訴我們，那就是「對的食物」中，必須可以提供我們體內健康細胞生存活動時，所必須的「營養素與生物能量」。在這個認知之下：

①我們就必須要時時刻刻警惕自己，為了自己的健康，吃得對往往比吃得好更重要。

②而且只有「吃對食物」時，才可以讓每個細胞在獲得對的營養素的同時，也能獲得營養素中所提供給它們的最大量的「生物能量」。

③這些「生物能量」就是會讓我們每個細胞都有能力，把自己的健康狀況與各種功能永續維持下去的力量，

④最後，當然我們人的壽命才會因此而獲得持續的延長。

vi. 所謂「生物能量」，我們也可以從現代量子力學理論說起。量子力學認為包括我們人類身體在內的宇宙萬物全部都是由「原子」所組成：

①而這些「原子」又是由自己內部快速振動的量子所組成。

②這些「量子」包括有原子核內活動量較低的「質子」、「中子」與在原子核外圍不停遊走，活動量較高的「電子」。

請參考碳原子構造示意圖

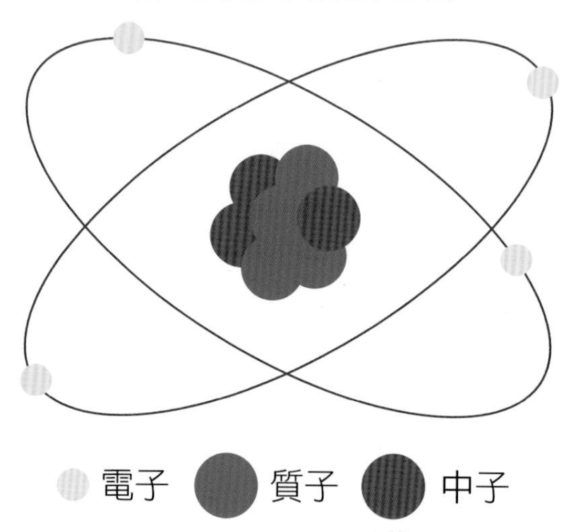

電子　質子　中子

③這些快速振動的量子中又以「電子」最為活躍與不可或缺：

A. 因為電子既是創造物質電磁波的唯一主角，

B. 同時又是以光子為載體，

C. 因此我們可以說，人體都是由光子所組成的（請參考第一部分重點介紹第 05 項重點文內對太陽光能轉變的說明）。

D. 當然也可以說，人體都是由電子所組成的

E. 而電子就是帶有負電的負離子，所以

F. 負離子才是我們人體從食物中所要大量獲取的生物能量之一，也可以稱之為我們人體細胞所需的正能量。

G. 至於光子則是一個既有能量又有動量的量子，也是傳遞電磁相互作用的傳播子。

a. 對可見光而言，單單一個光子攜帶的能量約為 4×10-19 焦耳，這樣大小的能量足足可以激發起我們人類眼睛上感光細胞的一個分子，從而引起我們的視覺。

b. 因此光子也是我們人體所必需大量獲取的生物能量。只不過從光子先天註定的本質來說，它本身的功能非常奇特，非但自己能創造光和能量，而且自己也是會釋放光和能量的量子，所以我們身體在接受一次之後，完全沒有再從其他方面來獲取光子的必要。

3．有關專家也告訴我們說，雖然我們每個細胞都是一個獨立的生命體，但整個身體中所有細胞

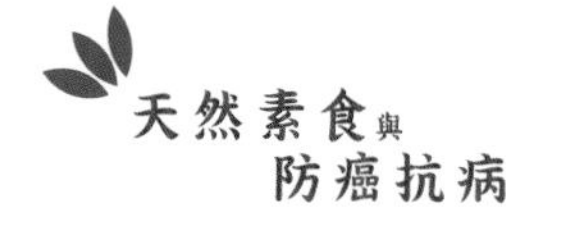

之間，也有一個相互聯繫的微妙機制。

i. 據世界著名的生物物理學家，被譽為「生物光子理論之父」的波普博士（Dr. Fritz Albert Popp）在研究所有細胞的結構時，測量到細胞能夠接收和發射出光子，最後也得出了：「細胞都是透過光來相互溝通」的結論，而且同時期的其他科學家的研究也揭示了，我們身體內所有細胞，全是依靠著低頻電磁波的訊號作為媒介，在日以繼夜相互不停地聯繫與溝通著。

ii. 以上波普博士與其他科學家所提到的「光子」與低頻「電磁波」，其實是互為一體的，因為「電磁波」本身就含有「光」、「電」、「磁」三種元素。進一步解釋，則是因為；

①電磁波中的「電子」在從靜態轉入動態運行時，它的載體必定是「光子」。

②而「電子」本身帶有「負電荷」，這個「負電荷」在隨電子藉著光子進入動態運行時，都會產生「電流」。

③有「電流」就會在其四周自然形成一個

「電場」。

④這個「電場」在隨電子與光子繼續不停運行時，就會產生出來一個「感應磁場」。

⑤「感應磁場」繼續隨著電子與光子運行時，也會產生一個相對的「感應電場」。

⑥最後形成的「感應電場」與「感應磁場」在任何空間裡繼續隨著電子與光子以光速不斷進行「交互感應」前進時，就會形成「波動（或稱波振動）」。

請參考電磁波形成示意圖

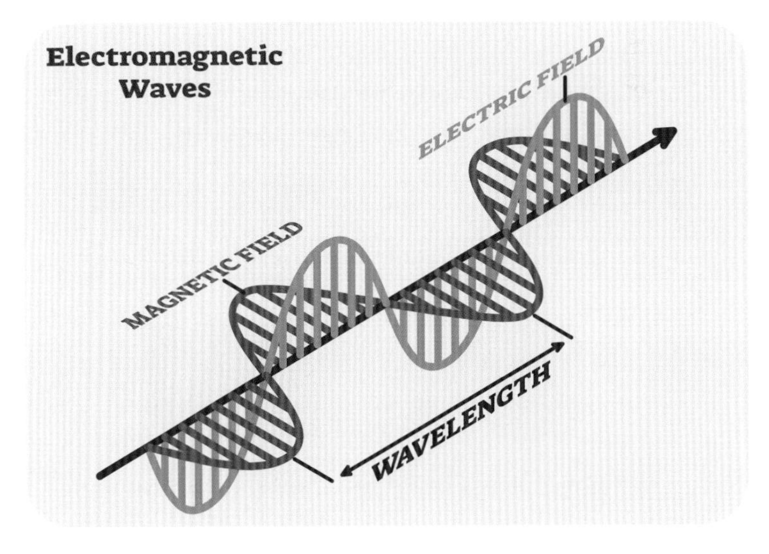

⑦這種「波動」就是我們所謂的「電磁波（Electromagnetic Waves）」。

⑧而電磁波也可被稱為「波光」。

iii.科學家把宇宙所有電磁波按其特有波頻的高低順序排列起來，就成了所謂的「全電磁波譜（即Spectrum of Electromagnetic Waves）」，一般電磁波譜也可被稱為「光譜」，卻不可稱其為磁譜，因為「磁」是由電子攜帶的負電荷在隨著光子運動時所產生副產品，不是電磁波的要角。

請參考全電磁波譜圖

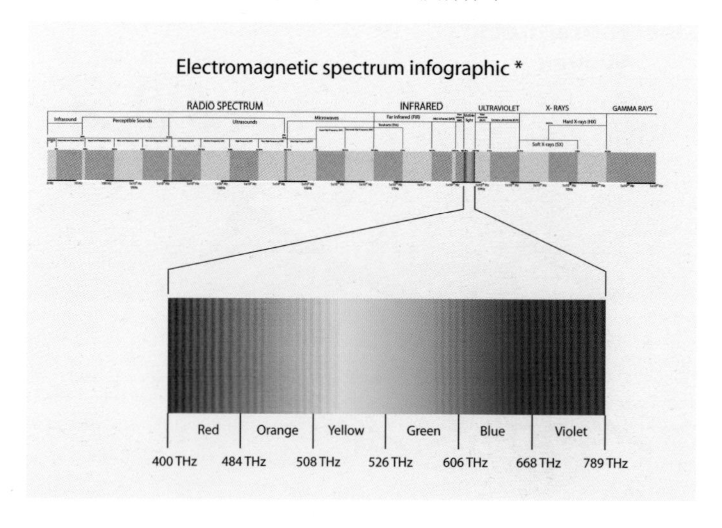

iv. 所謂「低頻電磁波」，就是指在全電磁波譜上右方波頻最低端部分的電磁波。

v. 據相關科學的實驗與研究指出，細胞群體的運作需要藉強大「光速」電磁波訊號的指揮，因此我們生命系統的結構雖然極為複雜，但是「光速」電磁的訊號波在細胞內外的微管中，卻可以保持強度暢行全身上下，仍舊能夠完全讓細胞在相互溝通上不會發生任何訊息的差錯與障礙。

vi. 這些細胞溝通的「光速」電磁波在體內波光閃閃，縱橫上下快速飛馳，傳遞

請參考神經元周邊正在形成微管的示意圖

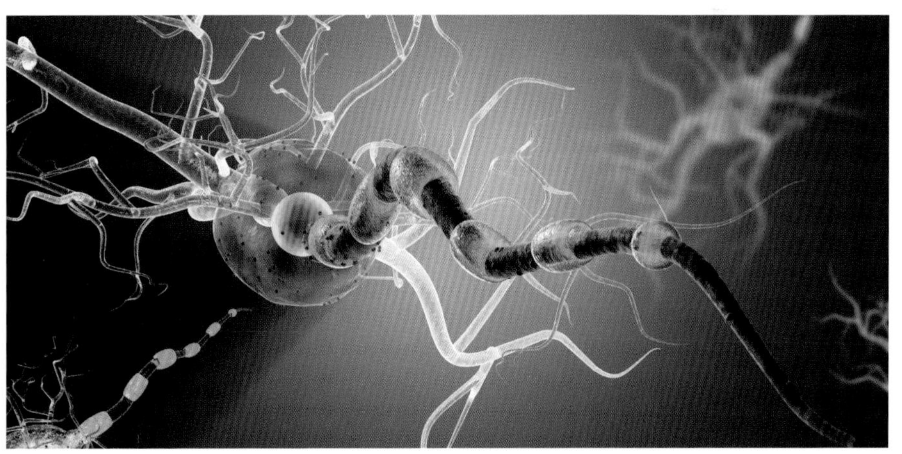

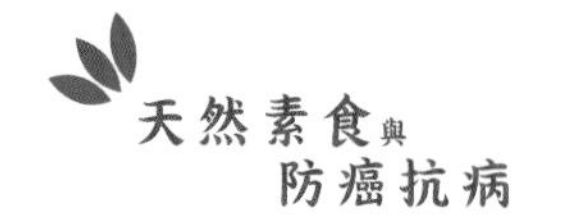

著各種訊息，使我們整個生命體，形成了一個資訊密集的動態通訊系統。

vii. 更神奇的是，這個細胞之間相互溝通的動態通訊系統，在我們母體內的受精卵細胞，開始由一分為二之前，就已經自行啟動了。

4. 另有部分高級專家，對包括我們人體在內的宇宙萬物中，每個物質「實體」電磁波的持續分析後，更對光子的功能，特別指出：

i. 光子既是宇宙中每個萬物「實體」的基本粒子，本身就攜帶有訊息，這些訊息可簡稱為「光子資訊」。

ii. 而帶有「光子資訊」的每個萬物「實體」可簡稱為「光子資訊場」。簡單的說，我們每個人的身體就是一個「實體」，也就是一個「光子資訊場」。

iii. 如果一個人的「光子資訊場」內的「光子資訊」不能夠與外在大自然宇宙中其它眾多「實體」或「人」的「光子資訊」相互作用，它就不可能把自己的能量以及存在的形式等表達給大自然，讓宇宙萬物

中其他「實體」或「人」感覺得到他或它的存在，他或它就只能以我們看不見的純「暗物質」形式存在。說白些，就是我們每個人，或每個其他生物與無生物的「實體」，都完全無法感覺得到或看得到它或他「實體」的存在。

iv. 因此，每個「實體」本身的「光子資訊」，必須不斷自動與主動，和大自然宇宙環境中其他「實體」的「光子資訊」，以光子的能量相互作用，才能將自己本身「實體」的能量，質量等各種狀況向外部大自然表現出來，只有這樣，自己本身「實體」的變化，由出生、到成長、到死亡，以及自己的存在等等……才會有意義。

v. 這就是在說，任何「實體」，只要它存在，它本身的「光子資訊」就必定會自然而然，持續不斷與環境中其它「實體」的「光子資訊」相互作用著。事實上，它本身「實體」及其各種相關作用力的存在，就是通過本身「光子資訊場」與周遭環境中其他「光子資訊場」，各以自有的「光子資訊」相互作用後才能達成的。

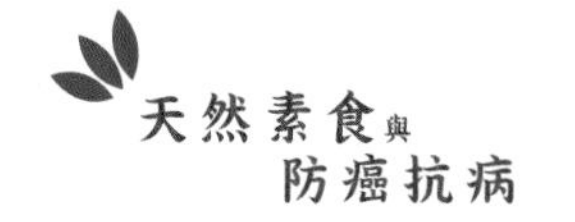

vi. 簡單的說，像你、我、他在一起時，三人本身「光子資訊場」的「光子資訊」就會自然而然持續不斷地相互作用起來。只有這樣相互作用起來，才能讓三人把各自的能量、存在形式、各種相關作用力的存在，以及質量或男、女、老、少的性狀等……各種狀況表達給大自然，才能讓他們三人之間，以及讓其他人或物等看得到，或感覺得到他們三人的存在。

vii. 因此我們可以說，帶有資訊的光子在大自然界，「實體」與「實體」，或「細胞」與「細胞」之間的溝通上，所扮演的角色絕對不只是傳達的速度而已，而且也是在傳達著訊息的本身。

viii. 如今，我們大陸科學家已經根據光子的量子特性發展出了一種量子通信技術。這種量子通信又稱量子隱形傳送，是藉光的量子態攜帶資訊的通訊方式，也是利用光的量子糾纏（或稱「量子纏結」）原理實現的一種保密性極高，駭客完全無法入侵的通信過程。這種量子通信可以說是一種全新通信方式，它所傳輸的不再是一般

的經典資訊，而是光的量子態所攜帶的量子資訊。這也可以說是未來量子通訊網路的核心要素。

5. 另據部分相關專家估計：

i. 我們體內約有 200 種以上的健康細胞。

ii. 我們東方人因個體較小，一般成人體內的細胞總量約有 60 兆。

6. 這些專家也肯定：

i. 我們每個人的整個生命體，就是靠著這 60 兆細胞用自己微小的生命體，在日以繼夜，24 小時毫無休止，不停地透過相互溝通、協調、分工、合作、接洽、聯繫等一直在維持著。

ii. 我們每個人在生命中一切繁雜的生命活動，如講話、飲食、呼吸、觀察、學習、思考、創新、發明、聰明、智慧等等……，也都是這 60 兆細胞日夜 24 小時毫無休止地，透過相互溝通、協調、分工、合作、接洽、聯繫等，一直在維持著。

第二節 我們每個細胞都會有的一些相關特點：

1. 我們人體全身 60 兆細胞中的每一個細胞，都具有自然免疫力，而且這些自然免疫力也都會自動啟動。

2. 我們每個細胞都是一個智慧超高的微小生命個體。也可以說，我們每個細胞先天都具有高度的智慧，而且以人類細胞在先聖先賢，以及國際頂尖科學家與哲學家等身上的表現可知，我們細胞智慧的高度，也絕對會超乎我們人類的想像。

3. 根據 1855 年德國著名學者魏爾嘯（Rudolf Virchow, 1821~1902）所提出「一切細胞來自細胞」的著名論述，我們可以說人體所有的各種細胞，都是由一個原已存在的「母細胞」所不斷分裂發展而來。

4. 由各種跡象看來，我們不難發現，人的聰明智慧也絕對是我們細胞的傑作。只是我們每個人的聰明程度的不同，這種不同可以說是我們每個人的總體細胞，在我們身體的「內在環境」與「外在環境」中各種不同又複雜條件與狀況下，互相磨擦、碰撞、衝擊、影響與反應後才逐漸形成的。也由此可知，雖然同樣都是由同一個人類母體細

胞分裂發展而來，我們大多數人卻是不太聰明者，其實這些不太聰明的現象並不是我們每個人的本質問題，更不是我們細胞的問題。只可以說，如果各種內外環境與時空背景條件絲毫不差，完完全全相同時，平凡的你、我都會有可能成為聖賢或頂尖的科學家等……。當然，在我們「內在環境」與「外在環境」都極其複雜多變的狀況下，這也是極其不可能會發生的事！不是嗎？

5. 我們每個細胞裡都會有兩種基因與一些為數不少的粒線體：

i. 兩種基因就是細胞核裡的「核基因」與每個粒線體內部的「粒線體基因」：

①「核基因」是屬於下一代每個人自體性狀的基因，由於它身負我們後一代子孫個人性狀遺傳資訊的重責大任，所以都會被保護在細胞核內，因此我們稱它為「核基因」。

②「粒線體基因」則是每個細胞裡眾多粒線體內部所保有，而且又是必須透過卵細胞持續不斷，代代相傳下去的母系基因。因此，我們可以說，人體內所有各

請參考細胞構造示意圖

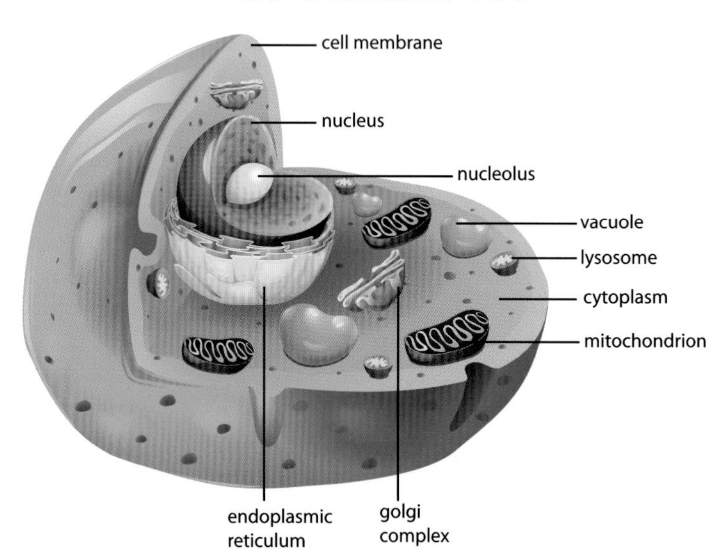

種各樣的細胞，都應該是由一個原已存在的母體卵細胞不斷分裂而來。這也是一些專家能夠沿著母系血緣，向後回溯到我們既往的基因遺傳過程，由孩子回溯到母親，再到外祖母，向遙遠的過去一路追蹤下去，就能夠找到被稱為我們共同的祖先，即「粒線體夏娃」的原因。而且目前科學家已經追尋到的那位，我們現今人類最原始的共同母親，就是曾經生活在十幾萬年以前非洲的一位女

性，因此也被稱之為「非洲夏娃」。

ii. 細胞裡的粒線體像豆子一樣，是漂浮在細胞質裡，功能不少，但主要任務是負責細胞內部能量的製造與生產，而且粒線體在每個不同功能的細胞裡，也都會有不同的數量。據部分專家指出：

①粒線體非常微小，小到 10 億個粒線體可以輕輕鬆鬆，被裝進一顆沙粒大小的空間裡。

②在我們身體裡，平均每個細胞中約有 1500 個左右的粒線體。

③越是需要能量的細胞，其內部的粒線體數量也會越多。例如，每一個心臟肌肉細胞裡約有 4000 個；腦神經細胞裡約有 15000 個；卵細胞裡約 20000 個。只有紅血球細胞裡幾乎沒有粒線體，也沒有細胞核。

④我們整個人體內約有一萬兆個粒線體，約占體重的百分之 10。

6. 我們每個細胞為了維持我們整個人的飲食、講話、呼吸、觀察、學習、思考、創新、發明等……所有生命活動的時候，都需要能量，這些能量的唯一來源就是細胞裡的粒腺體。

i. 細胞裡每個粒腺體的主要工作，就是持續不斷生產能量給自己日夜不停工作的細胞運用，但在粒腺體生產能量的同時，一定都會需要大量的「電子」（即負離子）。

①因為細胞能量的生產，基本上是由內部每個粒線體拿我們呼吸進體內的「氧分子」，與我們吃進體內高能量天然裡的醣類、脂肪酸與胺基酸 3 大營養素中蘊藏豐富的「電子」接合，才能順利進行氧化反應合成能量（ATP），並同時形成「水分子」。

②這也就是當我們從事長時間有氧運動時，全身肌肉收縮所需要的能量，而皮膚所流出的大量汗水正是那些「氧分子」與「電子」的共同反應形成的水分子。

ii. 細胞粒腺體在製造能量的同時，也會附帶製造出一些自由基。據一些專家估

計：

①我們每個細胞裡的粒腺體，每天都會產生約一兆個自由基，這些自由基就是會四處攻擊我們細胞膜與基因，使細胞膜硬化，使細胞基因突變，進而導致整個細胞癌化以及體質酸化的東西。

②我們全身約有 60 兆細胞，每天全身的粒腺體就會產生約 1 兆 x60 兆等於 60 兆兆個自由基，對一般人來說，這絕對是個天文數字。因此，有些專家就說，我們體內的自由基，90% 以上是來自我們細胞裡的粒腺體。

③每個細胞裡的基因，受到自己內部一兆個自由基攻擊的次數，每天都在 10 萬次以上，這些自由基幾乎是每天都在分秒不停地攻擊著我們的細胞膜與基因。

④據發明快速鑑定化學物質是否會致癌的「艾姆斯氏偵測法」（Ames test）聞名於世的，遺傳毒理學大師—艾姆斯博士（Dr. Bruce N. Ames, 1928~）在分析每個細胞裡的基因時，就發現每天至少都

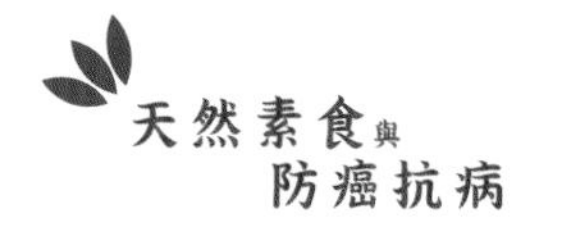

有 105 個被自由基攻擊受傷，可能進而導致癌化的區塊。

⑤由每個細胞裡的基因，每天被自己一兆個自由基攻擊 10 萬次以上，以及攻擊後所產生的 105 個癌化區塊就可以證明，細胞本身內部粒線體每天所產生約 1 兆個自由基，確實具有造成自己細胞癌化的可能性。

⑥但因我們每個細胞本身都具有自我修復、自我癒合的功能，因此以上這些頻繁攻擊次數及被攻擊癌化的區塊，也都會立即被我們的智慧性細胞自我癒合並自我修復成為正常的健康細胞，所以並不會造成任何癌症疾病的問題。

⑦由以上每個細胞經常被癌化，又經常被自我癒合與自我修復為成正常細胞的狀況來看，我們可以說，實際上每個細胞從一但被分裂發展成熟，成為一個健康活性細胞「那一秒起」，每天都必定會分秒不停，持續不斷被自己內部約 1 兆個自由基任意攻擊癌化成為癌細胞，同時又必須分秒不停，持續不斷自我抗

癌，自我癒合與自我修復成為正常健康細胞的狀態中。

⑧同時也顯示，我們每一個細胞早在發展成熟的那一秒起，實際上就已經具備了先天對抗自由基癌化的功能了。

⑨更可以說，我們全身的每一個細胞，對這 1 兆個自由基仍然可以控制自如，而且另外還會：

A. 運用部分自由基去幫助傳遞能量，像在我們身體時時刻刻從裏到外，進行各種如講話、飲食、呼吸、睡眠、思考、學習、創造、發明等……生命活動時，每一瞬間都在燃燒著能量，而這些負責傳遞能量的搬運工就是自由基。

B. 拿一些自由基去消滅外來的細菌、黴菌、病毒、微生物和寄生蟲等 （如 NK 自然殺手細胞）。

C. 偶而還會讓一些自由基去參加排除體內毒素活動等等……。

第二章 認清人類癌症出現、擴散以及引起重視與研究解決辦法的過程

第一節 我們從上個世紀初的美國疾病歷史上可以發現：

1. 我們日常的各種疾病，可以概略被分為兩類：

　　i. 第一類是由病菌或病毒感染造成細胞急性發炎，所引起的「傳染病」，如天花、白喉、流感、肺炎、肺結核、非典 Sars 等等……。

　　ii. 第二類則是被自由基攻擊造成細胞慢性發炎，所引起的「慢性病」，如高血壓、癌症、糖尿病、高血脂症、肥胖、心腦血管疾病、關節炎等等……。

2. 從同樣這段美國病史上也可以發現：

　　i.「傳染病」是 1914 年以前早已存在的傳統性疾病，並被當時稱為年度重大死亡疾病。

　　ii. 但是「慢性病」：

①則是從 1914 年，由奧斯本 （Osborn）

與曼德爾 （Mendel）兩位美國人，用動物性蛋白質的肉食與植物性蛋白質的素食，餵食兩組小白鼠做實驗時，很快發現吃肉食的白鼠，發育成長的比較快又壯，並迫不急待向外宣布實驗結果。

②消息被傳開後，也確實立即受到肉、蛋、奶等相關企業以及政府相關部門的重視，並於 1915 年度開始合作，砸下大量金錢，印製全新彩繪美化各種肉食的教課書，透過全國教育系統等各種管道大肆宣傳。

③最後導致各種動物性肉食在 1920 年的美國社會中造成瘋狂大流行之後，所謂的「慢性病」才逐漸顯現出來。

第二節 從 1920 年代肉食大流行之後的最初二十年中，「傳染病」與「慢性病」，兩類疾病一直保持著同時並存的狀態。

1. 直到 1940 年代，各種抗生素陸續被發現，傳染病開始逐漸被控制下去後。

2. 慢性病才能在 1950 年代逐漸攀升，最後竟然完全取代了傳染病而成為美國的年度重大死亡疾病。

3. 發展到 1960 年代，慢性病更進一步造成了美國政府的醫療經費持續擴大並嚴重威脅到國家財政支出後，才引起了各方人士的重視與研究。

4. 美國政府也因此才會於 1968 年 7 月 30 日，在參議院通過法案成立「參議院國民營養問題特別委員會」，由參議員麥高文擔任主席，從事有關「飲食與健康」的調查與研究，而

5. 麥高文也在將近十年後的 1977 年，提出了一本厚達 5000 餘頁轟動性的《麥高文報告》。報告重點都在呼籲美國人要放棄「五高飲食」：

i. 高卡路里。

ii. 高蛋白質。

iii. 高脂肪。

iv. 高糖量。

v. 高精緻化。

報告中也強力推廣以下的「五低飲食」，以保證讓美國國民改善疾病、保持建康、長命百歲：

i. 低卡路里。

ii. 低蛋白質。

iii. 低脂肪。

iv. 低糖量。

v. 低加工的飲食生活。

當時美國參議院營養問題特別委員會還喊出下述口號，即：「美國國民，回到二十世紀初（筆者註：即 1914 年，民國 3 年以前）的飲食生活吧！」這也是從 1914 年以來，美國官方首次對肉食的批判。

第三節 值得我們注意的是，有關專家在三、四十年後，專門針對 1914 年實驗所做的兩次後續性實驗：

1. 第一次是在 1940 年代有關專家進行後續研究時，發現在 1914 年的實驗中：

i. 肉食組白鼠所吃的肉、蛋、奶中都有很完整的蛋白質（即含有 9 種人體必需胺基酸的蛋白質）。

ii. 但是素食組白鼠所吃的米、麥、玉米等，全是一些經過精緻處理的（粉狀）

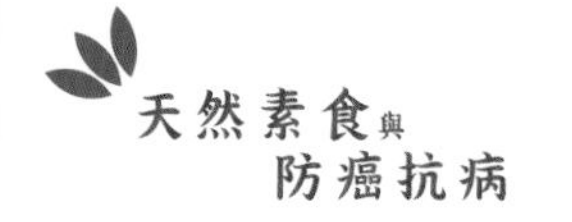

食品，裡面完全沒有任何植物性蛋白質的成分。

iii. 這次的後續實驗徹底證明了，1914 年的實驗根本是個大烏龍，但不幸的是這場烏龍鬧劇已經造成了，一個禍延子孫百年以上的飲食悲劇，直到目前世界各地仍然流行著，肉食能讓人有體力長得又快又壯，以及素食者缺少蛋白質必須隨時補充一些蛋或奶才可以等等，各種似是而非的錯誤說法。

2. 第二次是在 1952 年有另一些專家，針對 1940 年實驗發現 1914 年用錯誤的精緻素食當植物蛋白後，改用完整的動物與植物兩種蛋白質所做的後續性實驗裡，還發現 1914 年的實驗中：

i. 原來肉食組長得又快又壯的白鼠，比素食組白鼠早罹患癌症、惡性腫瘤、腦血管疾病、心臟病、高血壓、高血脂、糖尿病、慢性肝病及肝硬化、腎炎等……。

ii. 長時間追蹤實驗的最後結果，更發現肉食組白鼠非但長得快，也病得快、老得快與死得快。

iii. 因此這些後續實驗的專家們，都一致建議大家，為了自身的健康，一定要採取純植物性天然素食才是正確的選擇。這是 1914 年肉食出現以來專家們第一次對天然素食的肯定。

第四節 1960 年代後的慢性病研究

從慢性病在 1960 年代，引起各界重視與研究以後的各個年代中，幾乎所有相關研究的結果都一再顯示，各種慢性病全是我們用動物性肉食吃出來的，而且也非常肯定認為，我們絕對可以用純植物性天然素食把各種慢性病給吃回去。在此同時，我們可以發現，這些研究結果也真切的揭示了我們中醫學自古以來就有「藥膳同源」的理論，而認為綠色植物利用其特有光合作用所生產出來的純植物性天然素食，給空腹的人食用時就是食物，而給罹患疾病的人食用時就是藥物。

第五節 2009 年相關科學研究對天然素食的肯定

i. 由我國陽明大學副教授蔡亭芬所帶領

的研究團隊，成功證實了 Cisd2 長壽基因可以操控哺乳動物壽命的長短，研究論文已被國際知名期刊「基因與發育」（Genes & Development 23: 1183-1194）選作 2009 年 5 月 15 日最新一期封面故事。蔡教授指出，白老鼠食用綠茶、葡萄皮等天然素食中萃取出來的抗氧化物質，能促進長壽基因 Cisd2 的活化，可明顯可減緩該基因的老化速度。她當時就表示，想要提早抗老的民眾，可以從多攝取天然的蔬果著手，因為只有天然的蔬菜與水果中含有豐富的抗氧化物，故而「多吃天然的蔬菜與水果」就能讓我們享受到抗老化的效果。

ii.2009 年 10 月 5 日獲得諾貝爾醫學獎的 3 位美國科學家，經過長期研究發現重新啟動端粒酶（Telomerase），能夠保護細胞染色體末段的「端粒」，使其完全不受染色體分裂後縮短的影響，而使人類老化中的細胞「返老還童」，繼續不斷的分裂下去。最後研究更顯示三個月在飲食和生活方式方面的改變，就足以強化人類細胞保護端粒的能力，使細胞年輕化。主

要方法是多吃低脂肪、未經加工天然的蔬菜、水果及豆類等，並從事一些輕微的運動或打坐。

iii. 由我國中央大學副教授王孫崇，所帶領的國際研究團隊，共同進行的雙胞胎基因研究，已於 2009 年 12 月發表研究結果，證實後天的生活習慣能改變基因體上的甲基化，並傳給下一代。所謂甲基化（methylation） 就是把甲基添加到基因分子上的一個反應）。這說明了基因並非天生不變，而是後天可以改變的事實，更證實像酗酒、攝取過高的脂肪與熱量、壓力過大、抽菸與生活不正常等，皆不利於健康基因甲基化的正向發展，會造成健康的惡果；相反的，像天然素食裡的維他命 B 群、葉酸、綠色蔬菜，如菠菜、洋蔥、甜菜、大蒜等，以及運動、飲食、規律性生活習慣等等，皆有利於健康基因甲基化的正向發展，可以導正之前不好的甲基化，修正壞基因並傳給下一代。

第六節 兩次世界大戰期間意外事件帶給天然素食的肯定：

丹麥在第一次世界大戰，1917 年 10 月至 1918 年 10 月期間，貨物進口完全被聯軍封鎖時，首都哥本哈根食物最為缺乏，約三百萬人的市民被迫每天僅能以牛奶及天然蔬果、穀類等植物性食物做為日常飲食。據當時負責全國糧食配給計劃的漢德醫生（Dr. Mikkel Hindhede），在日後研究這段被認定為營養物質最差的狀況時，發現當地人民因疾病而去世的死亡率不升反降，比過去 18 年整整降低了 34%。這次哥本哈根約三百萬市民被迫轉以天然素食為主的改變，非但證明了植物性天然素食是一般健康人所需要的健康食物，也為飲食與疾病之間的關聯性提供了一個強而有力的證明。而且類似的調查與統計資料，在第二次世界戰中的挪威、英國和瑞士等國也都出現過。因此，良好的天然素食習慣對人體健康的幫助，才不斷受到戰後各種相關實驗與研究的支持與推崇。隨後的科學研究也都建議「無論您是否為素食者，都應該記得多吃些天然的蔬果、穀類雜糧等天然植物性食物」。這也充分顯示了藥膳同源的植物性天然素食物對人體趨向健康，以及遠離疾病痛苦的重要性。

第七節 近代許多世界級營養專家學者都一再強調的飲食重點：

1. 動物性肉食是，使我們罹患各種慢性病的罪魁禍首！

2. 純植物性天然素食，則可以降低各種癌症疾病的罹患率。

3. 吃植物性天然素食，可以培養一個人的心性，讓一個人容易專注，而且連小孩和孕婦都應該吃天然素食。也就是說，我們全人類都應該以均衡的純植物性天然素食為主。

4. 人在年青時開始吃天然素食會有凍齡效果，年長後開始吃天然素食則可以逆轉一些衰老現象。

5. 只有植物性天然素食，才會具有非常多的抗氧化，抗發炎，抗癌，抗老化等物質。

6. 純淨無葷的天然素食，對我們人類的健康最有益處。

7. 新鮮的天然素食應以生食為最佳。

8. 想要維持身體的健康，就要選擇具有生物能量的天然素食，而不是無能量或只有負能量的動物肉。

i. 攝取具有能量的天然素食，身體就會持續維持在高能量狀態。攝取低能量或無能量的食物，就會使你容易疲倦和情緒低落，同時增加慢性病的機率，更會加速老化。

ii. 植物性天然素食的能量高，是因為從大地生長出來的綠色植物，本身就能隨時利用特有的光合作用，把土壤與大氣中各種相關能量與物質，自行選擇，搭配，製造出本身以及其他生物所需要，而且具有生物能量與營養素的天然素食，也會將這些天然素食大量儲存在起來，作為自身的備用食物與能量。

iii. 這些能量天然素食的營養素都是綠色植物，先由葉子行光合作用吸收自根部的水與取自空氣中的二氧化碳，製造成葡萄糖後，再進一步將取自大地與大氣中各種其他礦物質、微量元素，巨量元素等合成醣類、脂肪酸與胺基酸，以及其他維生素等營養物質，除了極少量被自身消耗外，大部分最後都會被儲存到自己的根、莖、葉、花、果與種子裡作為備用能量食物。

①醣類就會被儲存在根、莖、葉與種子裡，例如：地瓜（塊根）、馬鈴薯（塊莖）、芋頭（塊莖）、稻米和小麥（種子）、葉綠體（葉子）。

②脂肪酸（動物性脂肪的原料）大部份會被儲存在種子裡，例如：花生（花生油）、向日葵（葵花油）、黃豆（大豆油）、芝麻（香麻油）、玉米（玉米油）等。

③胺基酸（動物性蛋白質的原料）則大部份會被儲存在種子裡，例如黃豆、紅豆、綠豆……等，也有部分被儲存在堅果和穀物裡。

④營養素，對動物來説，就是自己在進行生長、發育等各種生命活動時，所能用來合成器官，組織，肌肉等的材料，也是全身細胞粒線體用來製造能量的要素，更是全身細胞在進行各種生命活動，發揮各種功能時所需要的生物能量，而天然綠色植物全身所儲存的，也都是這些能量的營養素。

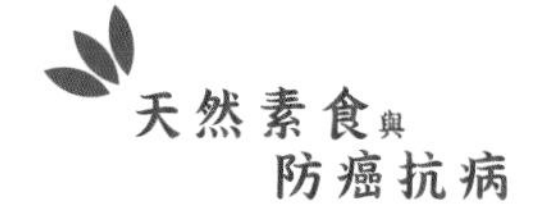

⑤真正天然能量素食的養分，還需要符合以下三個條件：

A. 是污染少，食物中不含化學添加物、防腐劑、農藥、高脂肪和腐化細菌等。

B. 是天然、新鮮、沒有加熱與加工的食物。

C. 是由肥沃偏鹼性的土壤中種植出來的有機農產品，這些土壤沒有被過多的化肥、除草劑和農藥破壞過。

iv. 根據相關科學家的研究還指出，動物性肉食中的能量低，是因為一切有頭有腦的動物，與我們人類一樣，本身既不會製造，也不會儲存大量天然素食作為備用能量食物。而且在一般狀況下，由於人類與各種有頭有腦的動物，他們的大腦神經細胞唯一的能量來源，主要被限制在葡萄糖，而且葡萄糖又需要我們人與動物，從攝取到體內的植物性營素中的醣類，先轉化為「糖原」（即 glycogen 又稱肝糖或動物澱粉），才能絕大部分被儲存在肝臟細胞與肌肉細胞中作為備用能量。不幸的是，這些備用能量在體內的儲存量並不多。以

我們人體來說：

①平時體內糖原的總儲量約有 200-500 公克，若不能定時從外界攝入醣類，這些糖原就會在 18 小時內完全被消耗殆盡。

②肝臟內只能儲存 60 到 90 公克的糖原，這些肝臟裡的糖原可以提供給大腦神經細胞使用，並且負責補充血糖，使其維持穩定濃度；還可以分解成葡萄糖，釋放到血液中，提供給肌肉以及其他器官運用，可以説肝臟是提供全身備用能量的總來源。另外肝糖原還有助於修復肝臟細胞的功能。因此平時多補充醣類（碳水化合物），可以幫助人體補充備用能量，也有助於恢復肝臟健康。這些肝臟糖原通常在 10 至 12 個小時也會被耗盡。

③至於體內肌肉細胞中所儲存的糖原，則因為在人死亡或動物被屠宰後，都會自動被完全分解掉，因此被屠宰後的動物，全身肌肉都已經變成了完全沒有能量的肉類食品。非但如此，這些沒有能量的肉類食品在被人類吸收消化時，除

了消耗自己體內原有的能量外，還會產生一些負能量，即自由基。

④我們人類在運動後，血糖會降低，身體會感到疲勞、運動表現降低、甚至無法持續運動等，就是體內糖原存量已經不足的表現。

⑤但如果攝取過多醣類，而且肌肉與肝臟兩個地方的容量已被填滿，過剩的醣類就會被胰島素（一種儲存賀爾蒙）轉變成脂肪儲存起來。所以一般人吃越多醣類，血糖就會越高，胰島素的分泌也就會越多，你就越會儲存脂肪使自己越會發胖。但在不過度偏食與少量多樣的飲食原則下，均衡攝取天然素食中的醣類，脂肪酸與胺基酸三種營養素絕對可以輕鬆避過發胖的風險。其實，這也是我們人類與動物一樣必須每天數次進食，而且每次進食的食物量既不能過多，也不能太少，只要能夠均衡適量就好的原因。

⑥一般來說，我們在作長時間有氧運動時，身體會動用儲存在脂肪細胞裡的部

分脂肪轉化為能量予以消耗。但在非必要時，身體絕對不會輕易去破壞自己身體的組織或器官等，把其中的蛋白質轉化為能量來用。這裡需要提醒的是，身體在轉化與分解脂質與蛋白質時都會產生一些負能量的自由基，這也是越激烈或長時間運動產生自由基越多的原因。

⑦至於動物細胞內衆多粒線體日夜不停所產生的能量，只能共應細胞內部運作使用，而且也無法儲存，只能隨產隨用。

9. 最後還要注意的是：

i. 由德國學者魏爾嘯所提「一切細胞來自細胞」的論述來看，無論是動物或植物，兩者的細胞也應該是由同一個細胞分裂演化而來。

ii. 按自然界生物細胞演化的歷程，應該是先有植物：

①因為到目前為止，綠色植物一直都是生物界唯一能運用光合作用，把「非生物界」太陽的光能，轉化為「生物界」所有生物可以利用的化學能並更進一步，

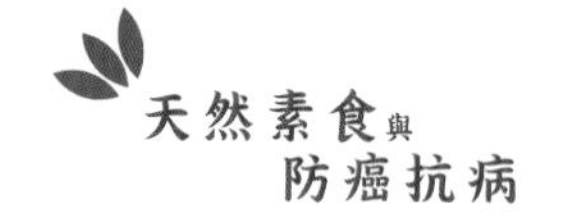

結合其本身取自土壤與大氣中相關物質等，製造生產出「生物界」各種生物所需，具有「生物能量與眾多抗氧化物質純植物性天然素食」等食物的一種生物。因此我們可以說，有了這些「純植物性天然素食」的食物之後，生物界的動物才會出現。也可以說，所有動物最初的食物，就是這些純植物性天然素食，而不是只有負能量的肉。這也是專家會譴稱，當我們應該吃的純植物性天然素食時你不吃，而偏偏要去殺死那些動物來吃它們的肉時，它們最終也會傷害到你自己，因為在那些動物的肉裡和同樣是動物的人一樣，都包含有膽固醇與飽和脂肪等……，這些東西被我們吃下肚子，在腸胃裡消化吸收時都會產生大量的負能量，即自由基，根本不是為先天素食性動物的人類所準備的。

②有了天然素食後，才會有吃天然素食的素食性動物與理性的人類。

③有了天然素食性動物後，才會有吃動物肉的肉食性動物，

④因此我們現在可以說，所有的動物都是在直接或間接食用著，純植物性的天然素食。

iii. 從動、植物本身全是由細胞組成的事實，我們可以說：

①無論我們吃的是天然素食的食物或是肉食的食品，我們都是在吃著那些食物或食品中的細胞，不過 1914 年兩位美國人做動植物蛋白質實驗時，給素食組小白鼠所吃的精緻素食要除外，因為在那些精緻素食中的細胞早已完全被破壞殆盡，主要營養素已經消失，剩下的只是一些吃了會發胖的澱粉。

②而所有細胞都必定會攜帶著原來生物體（即植物，人類或其他動物）的基因，而這些基因也必定會攜帶著，該生物體各種性狀的遺傳資訊。

③如果我們人吃的是直接來自天然植物的細胞，則：

A. 由於大自然所安排的綠色植物，屬於全生物界所有生物之食物的生產者，能藉其本身特有的光合作用，把所有相關能量與物質組合起來，製造生產出含有生物化學能，各種抗氧化物質與營養素的天然素食，還會把自己消耗剩下大量的天然素食，儲存在自己的根、莖、葉、花、果和種子的活性細胞裡，作為備用能量食物，以供自己與其他生物取用。

B. 因此這些植物細胞基因裡所攜帶的遺傳資訊，都是順著綠色植物以光合作用為自身與動物，在進行生產純植物性天然素食的過程中自我發展出來的，所以這些遺傳資訊，必定含有其本身能量以及優哉游哉，無憂無慮，沉穩樸實與不疾不徐的性狀特色。這些性狀特色對於我們人類與動物，原本就是由植物細胞進化而來的理論來說，所以我們人類與動物的每個細胞基因裡，應該已經攜帶了這些性狀，所以當我們直接吃到這些植物的細胞基因與正能量，以及植物特有性狀的遺傳訊息後，非但會讓我們身體吸收到構成內部組織器官所需要的原材料，也會讓我們吸收到身體各種活動

所需要的生物能量，更能讓我們獲得正能量的遺傳訊息，以強化我們原有的性狀，並為我們打開好的基因，同時也會為我們關閉掉那些被我們自己因一時的誤食，誤飲，或接觸到不當物質而造成汙染的不健康基因與性狀，更會避免我們將它傳給下一代。

④如果我們吃到的是來自天然素食動物肉的細胞：

A. 首先我們要瞭解，所謂動物細胞，指的是水生與陸生各種動物的細胞，也包含各種動物乳品裡的細胞。據美國聯邦政府的巴斯德化牛奶法令規定，從 1993 年 7 月 1 日開始，牛奶中帶有牛隻體細胞數量（Somatic Cell Count；SCC）必須低於 750,000 個。因為體細胞數量通常被用來作為牛奶品質的衡量標準。在正常的情況下，牛奶中只會出現少量動物體細胞。當牛奶中這些體細胞數量升高時，就表示這些牛奶，是因為相關母牛乳房遭受到內部細菌性感染（如乳房炎），所造成的不正常與品質低落的

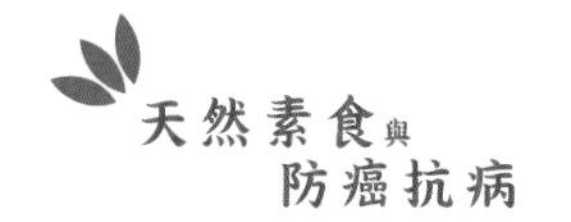

牛奶。

B. 其次還要知道，由於動物細胞在進化順位跟我們人類細胞相近，但因所有動物一旦被屠殺死亡後，肌肉細胞內的些許儲備能量（糖原）都會自動被完全分解掉，剩下的全是些會產生過氧化負能量的物質，所以在這些素食動物細胞基因裡，必定會攜帶有一些過氧化負能量，一些含有被該素食動物特有不良基因遺傳訊息汙染過的不良遺傳訊息。

C. 素食動物這些被汙染過的，過氧化負能量不良性狀的遺傳資訊，最後還需要加上被屠殺時那些悲痛欲絕的訊息，才是該素食動物遺傳資訊的最後真實狀況。

D. 這些高過氧化負能量不良性狀的遺傳資訊，在隨著素食動物細胞被我們人類直接吃進身體後，除了它細胞內負能量蛋白質，與脂質在我們人體消化時會產生大量的過氧化負能量外，它的不良性狀的遺傳資訊，也必定多少都會對我們自己細胞的遺傳基因，在個性、道德、良知、良能等方面，造成一些變異的不良

影響與傷害。

E. 這些攜帶有高過氧化負能量不良性狀的遺傳訊息，還會在我們體內啟動一些我們的不良基因，或關閉一些我們好的基因，並傳給下一代。

F. 有人個性乖僻，會做出一些不合一般人情世故，或違反人倫道德的行為或舉動時，常會被罵成「連畜生都不如」，不是沒有道理的。

a. 另有經常喜愛吃兔肉，甚至有養兔，殺兔，吃兔肉習慣的父母，生下孩子會帶有兔唇的現象，應該是受到兔子遺傳性狀影響，似乎也應該是天經地義的事。

b. 此外，各種各樣混血兒的狀況，也可以說，是父母雙方細胞中基因遺傳訊息在母性卵細胞中，相互作用到最後所產生不同性狀，導致眼睛與肌膚顏色等不同的結果，不是嗎？

G. 因此我們才說，吃到的素食動物細胞，就是在吃經過該素食動物本身性狀汙染過的植物性細胞。

⑤如果我們吃到的是來自肉食動物甲的細胞，

A. 由於肉食動物的細胞進化順位，可說已經有些超越了素食動物，如果肉食動物甲一開始就是一個肉食動物家族的一員：

a. 它的細胞基因的遺傳訊息，也就必然會是我們已經無法想像，到底經由遺傳從母體過來之前，該母體基因的遺傳訊息已經，經歷過多少代，被多少她的前輩，更前輩，或更更前輩家族成員們，曾經吃到過的其他素食，或肉食動物細胞基因的遺傳訊息，汙染過了多少次。

b. 它的細胞基因，也必然已經攜帶了那些動物本身所特有，過氧化負能量不良性狀的複雜遺傳訊息了。

c. 但它的細胞仍舊會跟前素食動物細胞一樣，在它一旦被屠殺，追殺或與其它動物鬥爭死亡後，肌肉細胞內的

儲備能量，都必定會自動被完全分解掉，剩下來的全是些會產生負能量的物質，所以這時候的肉食動物甲細胞基因裡，已經攜帶了自己家族被眾多其他素食，或肉食動物細胞基因過氧化負能量不良性狀的遺傳資訊汙染過了。

d. 只是這些被汙染過的基因遺傳訊息，最後還會被該肉食動物甲本身再汙染一次，攜帶了該肉食動物甲自己的不良基因與遺傳訊息後，才是肉食動物甲自身因受到遺傳，從母系細胞所接收過來的細胞基因與過氧化負能量複雜遺傳訊息的最後狀況。

B. 可是當該肉食動物甲的細胞在被我們人類吃到之前，肉食動物甲可能已經吃到過了無數次其他肉食或素食動物乙、丙、丁……等的細胞：

a. 而且那些肉食或素食動物乙、丙、丁……等又會分別跟肉食動物甲一樣，是各自肉食動物家族的一員時，最後這些肉食或素食動物乙、丙、

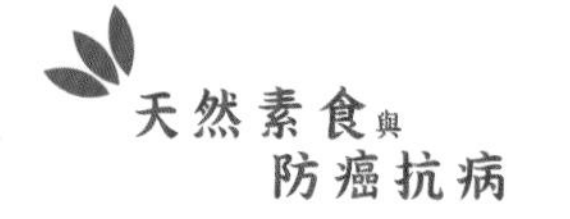

丁……等的細胞也必定會跟肉食動物甲的細胞一樣。

b. 必定攜帶了被各自家族與自身細胞基因過氧化負能量不良性狀汙染過的複雜遺傳資訊。

c. 這些過氧化負能量不良性狀汙染過的複雜遺傳資訊，最後再被肉食或素食動物乙、丙、丁……等本身再汙染一次，攜帶了該肉食或素食動物乙、丙、丁……等自己過氧化負能量的不良遺傳訊息後，才是肉食或素食動物乙、丙、丁……等自身因受到遺傳，從各自母系細胞所接收過來的細胞基因與過氧化負能量複雜遺傳訊息的最後狀況。

D. 以上 d. 與 c. 兩組最後狀況的細胞基因，與過氧化負能量複雜遺傳訊息接合後，再加上所有這些相關素食或肉食動物，在先後被屠殺或相互攻擊而死時，那些不同悲痛欲絕的訊息，全部集中在肉食動物甲的細胞基因裡，之後再被我們人吃到肚子裡，除了它細胞內負能量蛋白

質，與脂質在我們人體消化時，會產生大量的過氧化負能量外，你可以想像得到對我們人類在遺傳性狀上的傷害，有多大嗎？

E. 如果你能抽空，特別注意去分析瞭解一下當前越來越多，稀奇古怪，橫衝直闖，殺殺打打，胡作非為，以及各式各樣性侵與破壞倫常的社會新聞，你大概就會明白了。

F. 最後還要重複提醒一下，這些帶有過氧化強烈負能量的基因遺傳訊息，會很容易打開我們壞的、致病的、老化或不正常的基因，更會關閉掉一些我們好的、優良的、能導致我們良知、良能與道德以及強化我們人生的基因，最後還會讓這些被打開的不良基因遺傳給我們的下一代。

G. 我們還可以再強調一下，我們所吃到那些經常相互殘殺肉食動物的細胞，其實都是經過眾多肉食動物細胞一次又一次，重複汙染無限次的植物性細胞，這些植物性細胞原來所有的抗氧化營養素與能量早已被耗殆盡，可以說是已經毫無營養與生物能量了。

H. 至於海產魚蝦類的肉中，雖然不像陸生動物肉類含有會產生負能量自由基的物質，但它們的細胞基因中仍舊會攜帶一些被屠殺，或你吃我，我吃你，甚至生吞活嚥，那些悲痛欲絕的遺傳訊息，整體說起來，對我們人體的優良性狀仍舊會產生一些不良的影響。況且這些海鮮仍屬動物性肉類的蛋白質，據相關專家研究，聰明的人身體都會自動回收大部分蛋白質，多食用這些海鮮肉在體內會造成蛋白質過多，而據部分專家說，過多的動物性蛋白質就會啟動身體癌化機制，而過多植物性蛋白質（胺基酸）就非常安全。

iv. 最後從自然界「食物鏈」來探討我們人類在其中應有的地位：

① 食物鏈中所顯示出來的，當然是大自然界綠色植物，運用其光合作用所生產出來天然素食中所含的生物能量，在生物界生物群組之間轉換消耗遞減的路徑，

它的路徑也聯繫著食物在各個生物群組之間的關係。

②食物中的能量，就在這個食物鏈的路徑中不同生物種之間傳遞著。

③食物鏈很少包括六個以上的物種，因為傳遞的食物能量每經過一個層級就會減少一大部分。最頂端消費者所獲的食物能量最少，有時幾乎連原來能量的 1% 都不到。

④人類若以雜食者站在食物鏈的最頂端，只能獲得極少的生物能量，對人類健康來說是極為不妥的。

⑤由於很多動物不只是從一個營養層級的生物中得到食物，如第三層級的二級消費者，不僅捕食第二層級的素食者，同樣也可能會直接食用到第一層級生產者所提供的天然素食，所以它應該是屬於兩個營養層級的消費者。

⑥最後人類以雜食為由被列為最高級的消費者，但仔細觀察我們人類飲食的行為可知，我們不僅是各層級的食肉者，而

且也是以植物性天然素食作為食物的消費者。這也顯示各個營養層級之間的界限並不是很明確或硬性固定的。

⑦因此，我們每個人，為了要經常保持自己最佳的健康狀態，似乎都應該選在第二層級當一個初級消費者，讓自己每天都能夠直接攝取到第一層裡有最多能量的食物，也就是中國醫學自古以來所強調「藥食同源」的純植物性天然素食才對，而且還要注意這些食物的處理的形式與方法，並以生食為主，以避免丟失過多，我們身體所最需要的生物能量與營養素。

⑧而且來自世界上最有名望的科研機構、營養學者和人類學的頂尖級科學家們也都會斷然地説，人類根本就是天生的草食性動物，如果能夠把握天然素食這一根本，我們今天就會更健康。這樣的説法，也非常契合我們中國中醫，自古以來就有的「藥膳同源」理論，但對多數已經習慣於肉食者來説，可能不太方便，但不幸的是，這是真理。許多事實

也已經證明，肉食者體質較弱容易被感染生病，天然素食者則相反。

第八節 1952 年生化學家小恩斯特克雷布斯，帶給天然素食的肯定。

當年生化學家小恩斯特克雷布斯（Ernst T. Krebs, Jr.）自苦杏仁中分離出能對付癌症的「維他命 B17」的同時，也發現維他命 B17 存在於 800~1200 種植物中，包括有以下各類：

1. 蔬菜類：西洋菜、菠菜、筍尖、樹薯（Cassava）。

2. 豆類：埃及豆、扁豆、黃帝豆、腰果、蠶豆（fava）、綠豆、洋扁豆、利馬豆、青豆、某些品種的豌豆等。

3. 五穀類：蕎麥（buckwheat）、糙米（brown rice）、小米（millet）、亞麻（flax）、野豌豆（vetch）。

4. 芽菜類：小麥草、綠豆芽、蕎麥芽、豆苗（bean sprouts）、lima beans、竹筍、紫花苜蓿（alfalfa）。

5. 水果類：黑莓（blackberries）、藍莓（blueberries）、草莓、櫻桃、蘋果、葡萄，幾乎所有的野生水果都含 B17。北半球唯一不含 B17 的普通水果為柑桔類，這是人工選種、混種栽培的結果；而非洲大陸的柑桔類仍然含有 B17。

6. 果仁類：桃籽、杏籽、李籽、葡萄籽、夏威夷豆（macadamia nuts）、蘋果籽、美國棗籽、櫻桃仁及苦杏仁等，幾乎所有的水果種籽或果仁中都含有 B17。

從他的分析中可以看得出，幾乎囊括了全部的蔬果雜糧等食物。但是，如果我們因對付癌症等疾病，而想要花錢直接去買維他命 B17 來吃，大可不必。何況根據中醫的說法是苦杏仁具有一些毒性的，食用過量會中毒，而且某一跨國際性的大製藥廠，因為無法申請專利或壟斷維生素 B17 應付癌症的使用，已經把維他命 B17 攻擊得體無完膚，也否定了它對於各種癌症的療效。可是如果當我們平常在生吃以上蔬果時，同時把它們的種子或果仁一起吃掉，自然就會攝取到身體所需的維生素 B17 了，並且所吃的量也因為是同時吃蔬果本身，攝取 B17 的總量自然就在安全範圍以內，何況就算超過安全範圍，在其他食物的共伴效應之下，也會

把它的毒性分解掉。再不然每餐吃些糙米、小米、喬麥等也會有同樣的效果。由此看來，天然素食對人體的健康，確實受到了莫大的肯定。值得一提的是，天然素食的好處所強調的除了生鮮以外還要注意均衡與適度，非但每餐中的食物除要避免挑食、偏食外，還要注意種類的少量多樣，力求均衡，而且每餐的總份量也不要太過，也就是每餐只要吃的七、八分飽即可，最好再加上少量多餐。

第九節 1994 年醣類的再發現給純植物性天然素食帶來的最大功效

以往曾被認為只能單純提供人體熱量，過度攝取又會使人發胖，更會導致壞膽固醇的增加，進而引發各種心血管疾病的碳水化合物，到 20 世紀末期的 1994 年，卻被發現其中有八種人體最不可或缺的醣質營養素，即葡萄糖、半乳糖、岩藻糖、木糖、甘露糖、N- 乙醯半乳醣胺、N- 乙醯葡萄醣胺、N- 乙醯神經氨酸。

1. 這八種醣質營養素是供人體專門製造每個細胞膜上醣蛋白、醣脂質等化合物之用的要素，這些化合物是提供細胞之間溝通與協調，並具有特異性的糖分子，而細胞之間的溝通與協調又是所有健康相關活動的必須過程，因此這八種醣質營養素就被稱為，是緊繫每個細胞在疾病預防與健康維護工作方面所必須的最佳營養素。

2. 更由於這些醣質分子在體內的無所不在，我們的細胞，尤其是免疫系統的細胞，才能像裹上一層糖衣一樣，如魚得水般地有效運作，把免疫系統的功能發揮得淋漓盡致，並隨時可以保持在最活躍的巔峰狀態。

3. 經專家後續研究得知，這些醣質營養素的主要來源是蕈菇類、樹汁、樹膠或樹脂、種子、核果與海藻類等，次要來源為五穀雜糧與蔬菜、水果等。

4. 而且它們具有活化腦細胞，延緩細胞自身老化速度，避免多種疾病與病痛，阻擋癌症，增強精力，營造強力免疫系統，逆轉關節炎毛病，改善身體所有的功能，幫助身體獲得最佳健康狀況。

5. 還能讓您的子子孫孫成長為超級健康寶寶。

6. 此一發現證明了，純植物性天然素食中的醣質（又稱碳水化合物或醣類）營養素，才是能真正活化我們身體 60 兆細胞最重要的營養素。

第十節 2018年澳洲科學研究給純植物性天然素食帶來的最大驚喜

由澳洲新南威爾斯大學（The University of New South Wales）華裔科學家Lindsay Wu，和美國波士頓哈佛醫藥學院（Harvard Medical School Boston）David Sinclair博士，兩人所帶領的聯合研究團隊，已證實他們從水果和蔬菜中研發出了一種新型維他命，名為煙醯胺單核苷酸（Nicotinamide Mononucleotide，NMN），據說有助於修復體內受損物質，從而延緩衰老，延長人類壽命。

1. 這種名為NMN的維他命，不僅可以對付神經退化性疾病，以及糖尿病等超過20種當今醫學主攻的老年疑難雜症，更是能夠對付癌症！

2. 這種NMN維他命，能幫助修復因衰老和輻射而受損的DNA。可讓人類的壽命大大延長。

3. 他們也表示，其實衰老並非生命必須經歷的過程，有些海洋生物根本就不會衰老。

4. 據新南威爾斯大學的華裔吳博士稱，與實驗中的小白鼠一樣，人類也能在食用下多活20%

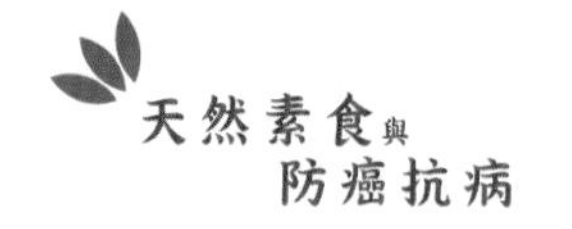

的時間，「這不僅僅是活得更久的問題，而是在年老時活得能更健康」。他也表示，這是目前他們所發現最安全，也最有效的抗老化維他命。

5. 千萬不要以為 NMN 維他命只是延長壽命而已，據澳洲科學院人員說：服用的人會越吃越年輕，同時也會伴隨著壽命的延長。

6. 有關研究人員也稱「最新研究：DNA 修復技術能夠逆轉年齡，戰勝癌症，並且也能幫助人類抗宇宙輻射進行太空旅行！」同時也已獲得了美國太空總署的大力贊助與支持。

7. 相關人員更預料這種維他命會在未來量產面世，到時候 NMN 維他命的價格，也會變得像每天喝杯咖啡一樣便宜。

8. 也有人更期盼地説，有了 NMN 這款維他命做基礎，下一步再進行突破的話，可能人類的壽命還會更進一步延長，到時候長生不老，或許真的不再只是神話故事中的美好幻想了！

9. 這項澳洲科學對天然素食研究最大的貢獻，非但把純植物性天然素食的藥膳同源理論，推到了最高點，更完美的證實了我們中華民族的祖先

們在 4000 多年以前，對當時每日所攝取食物想法與觀念。因為他們在上古時代 4000 多年前，所流傳下來的《黃帝內經・太素》一書中，就已經有了：「空腹食之為食物，患者食之為藥物」，即所謂「藥膳同源」的思想，而且我們中國醫學自古以來也有「藥膳食同源」的理論。如果再加上神農氏從嘗百草中尋求藥物的傳說，我們可以說這些相關記載與描述的草與食物，實際上全是當時一般大眾平日所享用的天然素食。在這裡我們也可以毫無疑問的斷定，我們的祖先們當時就已經知道自己每天所吃的食物，既能果腹又能除病。而且這種食物在當時的狀況下，可說是只有一種，那就是大自然中被稱為「食物生產者」的「綠色植物」，運用其本身所特有的「光合作用」，把太陽的光能，轉為人體所需的化學能，再進一步結合其本身取自土壤與大氣中的各種相關物質，所生產出來，具有生物能量的純植物性天然素食，而當時黃帝能夠輕鬆活到 118 歲，很難說與天然素食完全無關。

第十一節 列舉部分吃素的名人

1. 著名歌影星：張學友、CoCo 李玟、蕭亞

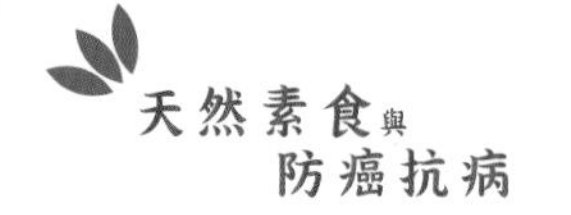

軒、潘安邦、李奧納多・狄卡皮歐（Leonardo DiCaprio）、達斯汀・霍夫曼（Dustin Hoffman）、保羅・紐曼（Paul Newman）、克林・伊斯威特（Clint Eastwood）、黛咪・摩兒（Demi Moore）、李察・吉爾（Richard Gere）。

2. 台灣體壇政商界名人：飛躍的羚羊紀政、長泳名將王瀚、奧運跆拳道金牌陳詩欣、立委沈智慧、東森媒體集團總裁王令麟、長榮總裁張榮發、華碩電腦公司董事長施崇棠等

3. 國際名人：國父孫中山、印度領袖甘地、愛因斯坦（Albert Einstein）、翁山蘇姬（Aung San Suu Kyi）、班傑明・富蘭克林（Benjamin Franklin）、愛迪生（Thomas Edison）、牛頓（Sir Isaac Newton）、史蒂夫・賈伯斯（Steve Jobs）、英國生物學家——達爾文、美國前總統——林肯等……。國際長跑名將蒲仲強，他父親蒲大宏博士主張吃素，所以蒲仲強從小開始就是一個吃素者。

第十二節 多數人對歷史的毫無所悉

不幸的是到目前為止，仍有絕大多數的人對本文以上所列新舊歷史資訊好像毫無所悉，也有很多人在知道很多天然素食好處之後，仍舊無法，也不願改變那種錯誤的肉食習慣。更有很多人以自己身邊一些肉食或部分肉食的癌症患者，被手術、化療與放療處理好復原的個案或特例為藉口，而不問青紅皂白，不究事理，只憑感性的認同，就拒絕了眾多歷史或現時專家們長期精心研究與實驗之後，所建議抗癌最有效的天然素食。

第三章　認出我們癌細胞生成的真正原因與消除方法

第一節

根據病史上相關專家的研究顯示，各種慢性病全是細胞慢性發炎所引起的，而細胞的慢性發炎，又是細胞膜或內部基因受到過多，額外自由基的持續攻擊受傷後才逐漸形成的。

第二節

說到自由基，前面有專家提到過，每天攻擊並造成我們細胞被癌化為癌細胞的自由基，90%以上是來自每個細胞內部的粒線體。又指出，這90% 以上的自由基數量約有 1 兆以上。

第三節

除了以上我們身體內部粒線體所產生約有 1 兆以上的自由基，是屬於我們體內每天自己生產，固定數量的自由基之外，還有可能會有來自我們有

意無意吃、喝、接觸到以下各種其他物質與因素，在我們體內所產生的額外自由基：

1. 喝酒、抽煙、二手煙、三手煙。

2. 吃得太多太飽。

3. 生活作息不正常。

4. 各種肉類食品。

5. 過量的運動。

6. 臭氧。

7. 污染的食物與水源。

8. 高溫燒、烤、煎、炸、烘、焙，以及白米白麵白糖等的食品。

9. 精神與心理壓力過大：急躁、焦慮、鬱悶、緊張等等不良的情緒。

10. 化學藥物的污染：食品添加物、農藥、毒品、西藥、蔬果污染等。

11. 在大太陽下曝曬、紫外線、X 光、電磁波、輻射線、癌症化療與放療……等。

12. 環境污染：汽車廢氣、飲用水、工業廢水、土壤污染……等等。

第四節

根據絕大多數相關專家的認知，我們體內癌細胞的形成，並不是我們身體內部粒線體所產生約有1兆以上的自由基所造成的，而是受到我們平時由吃、喝、呼吸以及接觸到太多前項所列舉的各種其他物質與因素，在體內所產生大量額外的自由基所造成的。

第五節

前節相關專家因此也勸告我們說，如果想要避開，或降低自己體內癌細胞產生的機率和風險，就必須要盡量設法甩掉或盡量減少，前項那些會在我們體內產生大量額外自由基的眾多物質與因素。最好也同時改變一下自己的飲食習慣，採用正確的純植物性，又具有生物能量的天然素食飲食，也就是我們中醫自古以來，所推崇「藥膳同源」的純植物性天然素食的飲食型態。

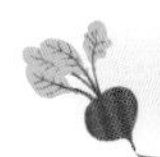

第四章 認定我們細胞先天就具有的抗癌功能

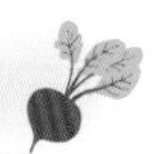

第一節

根據慢性病在 1960 年代引起相關人士重視與研究後，所有相關專家諸多後續性實驗與研究的結果可知：

1. 幾乎所有研究的結果都在顯示，各種慢性病都是從 1914 年的錯誤性動、植物蛋白質實驗，促使肉、蛋、奶、魚等動物性肉食在 1920 年美國社會中造成瘋狂大流行之後，才逐漸浮現出來的。

2. 所有後續性實驗與研究的結論也都肯定，只要我們能夠完全放棄動物性肉食，改採藥膳同源純植物性天然素食，就可以輕鬆把這些慢性病給吃回去。

第二節

多數有名的世界級專家更進一步指出：

1. 牛奶中的酪蛋白正是我們飲食中最可怕的致癌物質，這種動物性蛋白質可以「開啟」我們

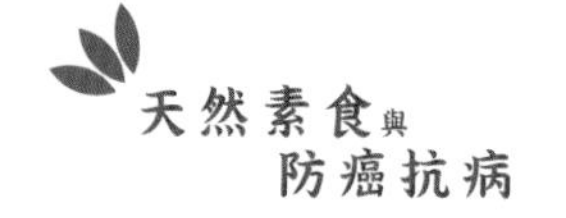

細胞內的致癌步驟，但植物性天然素食（包含植物性蛋白質，即各種胺基酸）則可以「關閉」細胞內的致癌機制。如果我們攝取的動物性蛋白質，超過我們身體的需要時，血液中的膽固醇就會升高，動脈就會開始硬化起來，並逐漸導致心臟病的可能性增加。同時，過多的動物性蛋白質所產生的酸性物質，會讓鈣質從骨骼中流失，並導致癌症的生長與發展。而且動物性肉食中，大分子型態的蛋白質很容易超過我們身體所需，植物性天然素食中小分子型態的蛋白質（即胺基酸）則不容易超過，而且就算超過也絕對不會造成任何問題。

2. 我們所攝取的動物性蛋白質、乳製品以及所謂的紅肉中都帶有不少的飽和性油脂，這些飽和性油脂在體內消化時，會被分解為兩種具有毒性的物質：

i. 一種是花生四烯酸的脂肪酸（屬多元不飽和脂肪酸 Omega-6 的一種），它會在體內經由一些氧化酶反應，代謝成一些具有生物活性的有毒物質，這些有毒物質全屬自由基的家族；

ii.另一種則是具有直接毒害的氧化脂，就是所謂的氧化脂自由基，部分氧化脂自

由基也會轉變成更毒的自由基，即乙醛。一旦這些自由基流竄到我們的細胞內部就會引起細胞發炎的連鎖反應。

iii. 所謂自由基，也被稱為活性氧，就是一個帶有不配對電子的化學單元，包括離子、原子、分子以及大小不同的分子團等等，也可以說凡是帶有「奇數」電子的化學單元都是自由基，所以正離子也自由基。

iv. 自由基的種類很多，這裡所指的主要是動物性食物中的「過氧化物質」，但也包含我們平時由吃、喝、呼吸以及接觸到太多不當的食品、汙染的空氣、水、陽光紫外線、各種電磁波、工具、用品、藥物等……，在我們體內所產生的「過氧化物質」。

v. 自由基單獨存在的時間很短，約在不到一秒至 10 秒之間。如果它攻擊到了細胞膜，細胞核膜，核基因或粒線體基因，再不然是遇到負離子時它本身就會立即消失。

vi. 對人體造成攻擊的自由基，既有來

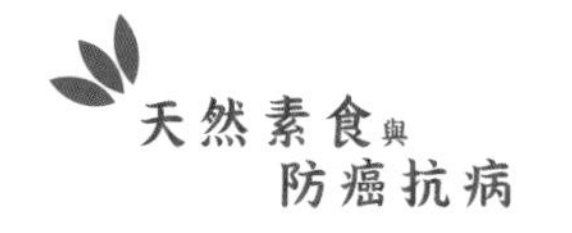

自體內，也有來自體外的；既會在身體最深層引起的突變，也會在最表層留下痕跡。可以說，我們人類每天都是處在一個被自由基從身體內外夾擊的狀況中。

vii. 自由基除了攻擊細胞膜，細胞核膜，核基因與粒線體基因外，還會把我們的弱鹼性體液轉變為酸性。

viii. 過氧化物質就是自由基，也就是會引起身體氧化的物質，更是會引起身體發炎、老化、腫瘤、癌症等……的物質。

ix. 自由基是客觀存在的，最近有相關專家還指出，對我們人類來說，在我們四周的外在環境中，自由基還在不斷以前所未有的速度，持續地增加中。

3. 我們所攝取的植物性天然素食，即「藥食同源」的純植物性天然素食，非但能夠提供細胞所需要的能量與各種營養素，還會給細胞提供大量的負離子。

i. 所謂負離子就是帶有一個或多個單獨電子的離子、原子、分子以及大小分子團等，也可以說凡是可以釋放一個或多個電

子，而不影響自身穩定性的化學單元都是負離子。

ii. 負離子的種類也很多，而這裡所指的，主要是純植物性天然素食中所含有的「抗氧化物質」，但也包含那些存在於我們周邊環境中，特別是那些山村鄉野的水、空氣、森林或大地土壤中的負離子。

iii. 負離子單獨存在的時間比自由基稍長，專家估計約在幾秒到幾十秒之間，如果是大分子的抗氧化物質，就能夠連續消除多個自由基。

iv. 負離子跟自由基一樣，既有來自體內，也有來自體外的。在我們體外環境中的負離子有「空氣中的維他命」之稱，是自然界中主宰人類健康的細小微粒子，也是健康身體中不可或缺的一種自然界物質，因此也可以說，我們人類每天都處在一個被身體內、外環境中負離子所保護的狀態中。

v. 抗氧化物質是身體內抗自由基的物質，也是我們身體抗發炎、抗腫瘤、抗癌、抗老化等⋯⋯的物質。

vi. 負離子也跟自由基一樣，是客觀存在的。在我們身體的外部環境中更有取之不盡，用之不竭的負離子，原因是在我們的外部環境裡，地球核心中存在著一個永遠不停旋轉熔化的超級磁鐵礦，這個我們平時看也看不見，摸也摸不著的超級磁鐵礦，就是持續不斷大量製造與生產自由電子的超級大源頭，這些源源不絕，分秒不停湧出的大量自由電子，釋放到地球表面

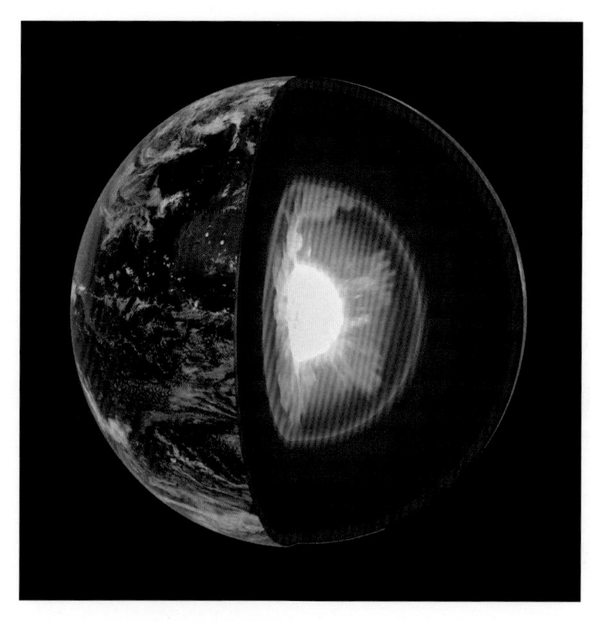

請參閱地球核心不停旋轉熔化的超級磁鐵礦示意圖

後就是造福我們人類健康，以及所有生物體基本生活所必需的負離子。雖然如此，我們的外部環境裡還是會因每個人居住的地區不同，仍有負離子不足的時候，如大、小都會區，人口多的城市中以及空氣被汙染的地域等……。

vii. 負離子除了可以使自由基無毒化外，還會把我們的酸性體質轉變或調整為弱鹼性。

4. 由以上所述，自由基與負離子兩者大量存在於我們身體內、外環境中的事實可知：

i. 在我們身體的內、外兩個環境中，實際上，無可避免，隨時都會呈現出一個，自由基與負離子兩者比例相互增減的狀態中。

ii. 對我們每個人來說，無論是我們的「內在環境」或「外在環境」，都應該以負離子占優勢的比例狀態，最為有利於我們身體的健康。

iii. 由於我們對影響「外在環境」變化的諸多因素難以操控，因此我們一般人為了自身的健康，只能從自己的「內在環境」中多下功夫，盡可能遵照以下有關專家的建議：

①一方面我們要盡量設法甩掉或避開，那些會在我們體內製造大量額外自由基的動物性肉食，以及其他抽菸，喝酒，作息不正常，壓力過大等眾多相關的物質與因素，以逐漸減少我們「內在環境」裡額外自由基的數量。

②另方面，也要儘可能採取會在體內，產生大量負離子的純植物性天然素食飲食，以增加我們「內在環境」中原有負離子的數量。

第三節

許多有關研究還指出：

1. 我們身體抗癌的方法，實際上就是我們的細胞送一個負離子，給自由基就可以了，就這麼簡單。這句表面上看似簡單，實際上是具有相當含義的，因為這句話正是在告訴我們：

i. 只有負離子才可以消除自由基，只有負離子才可以預防癌症，只有負離子才可以除癌症，只有負離子才可以避免癌症的復發。也可以說，這句話就是在告訴我們；

ii. 只有純淨的天然素食，即所謂「藥膳同源」純植物性的天然素食，才可以消除自由基，只有這種天然素食才可以預防癌症，只有這種天然素食才可以擺脫癌症，

請參考自由基搶電子與負離子
（即抗氧化物）給自由基送電子的示意圖

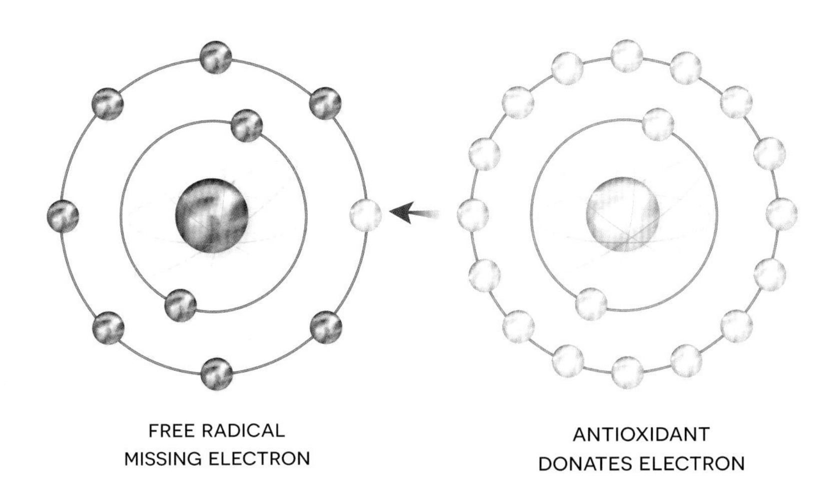

只有這種天然素食才可以避免癌症的復發。

iii. 總而言之，「藥膳同源」純植物性天然素食的食物，在我們體內所產生的大量負離子，確實可以直接消除肉食與其他各種物質和因素在體內，所製造出來的大量自由基。更可以說，這句話就是在告訴我們說，純植物性天然素食的飲食型態，經常所提供給身體足量的負離子，就可以讓我們全身 60 兆的智慧型細胞輕鬆消除自己被癌化的狀況。

2. 綜合來說，這一切也可以證明，實際上我們身體內 60 兆細胞，在平日的生活中，個個都已經是時時刻刻被癌化，又能時時刻刻自我癒合，自我修復為健康細胞的抗癌高手。也就是說，我們身體的每個細胞，打從分裂發展成為一個健康細胞的那一秒開始，在先天遺傳上就已經具有了抗癌功能，只不過更重要的是，我們必須經常要注意，拒絕與避免一些會在體內產生過多自由基的食物與物質等，更要不停地攝取一些純植物性天然素食，以便提供足量，甚至超量的「負離子」給我們身體的細胞隨時運用。

3. 實際上，相對於體內自由基過多的說法，

我們應該也可以說，就是我們給身體提供的負離子不夠多所造成的。

4. 總而言之，一個自由基從產生到衰亡，只是一個簡單的電子轉移過程而已。

第四節

世界級相關專家對純植物性天然素食的看法：

1. 約翰・羅彬斯（John Robbins 1947 年 10 月 26 日 ~）是一個非凡的人，他的身世可說是帶些傳奇色彩。出身富豪之家，是全世界最大「三一」霜淇淋企業之子。但由於他目睹與父親一起創立三一霜淇淋企業的姑父，原本塊頭很大，15 歲時就有心臟病，很愛吃霜淇淋（一般以新鮮奶油、牛奶、砂糖與雞蛋為基底），他也確信這就是姑父於 50 多歲就因心臟病過世的主要原因。加上他父親也有嚴重的糖尿病、高血壓等，更讓他深信這都是霜淇淋惹的禍，也讓他鐵了心，不願終其一生販賣這種喪盡天良害人又害己的產品。於是他便堅決地告訴自己的父親，不想接班，並於 1968 年（21 歲）毅然與父親決裂。1969 年（22 歲）與妻子搬到加拿大外海一個小島，過起與世隔絕的清淡天然素食生活。1987 年（40 歲）決定開始寫書，並於當年出版第一本書《新世紀飲食（Diet for a New America）》。

該書於 1987 年一出版，即攻破了一般人對天然素食的錯誤認知。一是誤認為需要好好規畫才能改變飲食習慣。二是誤認為蛋奶製品是有益健康的，如果天然素食者不吃足夠的蛋奶類食物，就會死亡。作者在這本書中的第一部份中揭露了飼養場的恐怖內幕；在第二部份中，他以非常有力的字句描述了肉食如何致命，以及無奶蛋的天然素食所能帶給人們安全健康的好處；在第三部份中，他則詳細地闡述了畜牧業對整個世界環境所造成的嚴重後果，這些資料對於很多人，包括很多天然素食者，也都是聞所未聞的。「新世紀飲食」一書的出版，在美國再度掀起了一股天然素食運動的風潮。此後兩年，只是在德州，就有將近十個民間天然素食團體相繼成立。他在書中曾提到：20 世紀健康和醫學的一個最大謊言，就是肉食比天然素食好，一個最大又令人不解的現象就是，從德國到美國，已經有幾十次全球性的大型科學調查顯示，天然素食者都能在體力、智力和壽命方面超出肉食者，可是偏偏還有著這樣的神話在社會盤桓，即天然素

食者沒勁兒、肉食有營養等等。他在書中提出種種醫學研究都顯示：

i. 吃肉愈多的國家，得文明病的比例愈高；乳製品消耗愈多的國家，得骨質疏鬆症的人也愈多。

ii. 食物中即使沒有肉蛋奶，也絕不會蛋白質不夠，營養不良。

iii. 人體所需要蛋白質的量很低，蔬果中都可以提供足量、質優的蛋白質，而且植物性的食物多屬於「不飽和脂肪」、「零膽固醇」。

iv. 當人們快樂的吃下肉、蛋、奶這些動物性食品時，不僅毒素進入人體，也造成動物的恐懼、痛苦和夢魘。

v. 宣揚一種結合健康、環保、愛心的飲食觀，打破美國人將肉、蛋、奶奉為不可或缺的營養最高標準，揭發了人類為滿足口慾，不僅對待牲畜極不人道，也消耗與浪費了地球無數的資源。他的著作有：

《新世紀飲食》
（Diet for a New America）（1987）

《還我健康》
（Reclaiming Our Health）（2006）

《危險年代的求生飲食》

（The Food Revolution）（2010）

《美好新生活的幸福法則》

（The New Good Life）（2010）等。

2. 柯林・坎貝爾（T. Colin Campbell 1934年1月1日~），出身傳統酪農家庭，他也曾深信牛奶是自然界中最完美的食物，鼓勵人多攝取肉、蛋和牛奶，以為這是最「優質」的動物性蛋白質。但經過五十多年來，一直位居營養研究最前線的生涯，徹底改變了他的信念，也讓他成為全球最受尊重的營養學權威，撰寫超過三百篇研究論文，做過無數生物醫學研究，包括為期二十七年，由最具聲望的基金會贊助的實驗室計劃，以及「中國營養研究」，集結康乃爾大學、牛津大學和中國預防醫學科學院二十年結晶，是生化研究史上，涵蓋範圍最廣泛的一次關於人類飲食、生活型態和疾病的調查，加上超過七百五十項的參考書目所完成的《救命飲食》，是健康和營養領域中，最全面而完整的研究著作，並被《紐約時報》稱為「世界流行病學研究的巔峰之作」。也因此被譽為「世界營養學界的愛因斯坦」。著作有：

《中國的飲食、生活型態及死亡率》（1991年）

《救命飲食：中國健康調查報告》（2005 年）

《全穀食：重新思考營養的科學》（2013 年）

《救命飲食 2・不生病的祕密》（2014 年）

以下幾項重點係取自以上相關著作：

i. 他透過 40 多年的研究，看得很清楚，甚至在飲食中只加入少量的動物性食品都會造成問題，不僅是癌症，還導致心臟病和其他疾病，其結果與實驗室的研究完全符合。

ii. 在相關實驗中，我們已經達到，可以用動物蛋白來開啟癌症的發展，或以植物蛋白取代動物蛋白來關閉癌症的發展。

iii. 最營養的健康飲食：攝取全食物蔬食，將精緻食物、鹽分、脂肪降到最低，盡量避免動物性食品，最理想的建議攝取量是零。

iv. 沒有任何手術、療法或藥物可以有效預防或排除任何慢性疾病。

v. 酪蛋白（在牛奶蛋白質中占 87%），可促進任何階段的癌細胞生長，

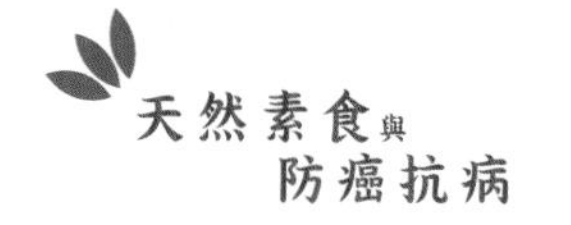

而來自小麥和大豆等植物性蛋白質，就算攝取高單位也不會致癌。

vi. 即便有明顯罹癌基因的體質，只要改變動物性蛋白質攝取量，就能決定該罹癌基因的開啟或關閉。

vii. 無論西醫科學研究人員、醫師或相關制定政策的官員怎麼說，我們一般外行人一定要知道，純植物性蔬食絕對是最健康的飲食。

viii. 堆積如山的證據，部分來自我自己，部分來自其他科學家，再加上中國營養研究的結果，說服了我改變飲食與生活型態，十五年前我就不再吃肉，六到八年以來也幾乎不再碰動物性食品，包括乳製品……我的家人也採取了我的新飲食法。

ix. 大部分的癌症機構都不願意，討論關於食療的建議，甚至嗤之以鼻，因為這嚴重挑戰了他們以藥物和手術為本的傳統醫學。

x. 實際上實驗結果已經顯示，動物性蛋白質促使癌症生長。

3．日裔美籍醫師，新谷弘實博士（Dr. Shinya Hiromi，1935 年 ~）是全美胃腸內視鏡外科權威，擔任胃腸內視鏡專科醫師超過四、五十年，觀察、研究、整理過超過 30 萬人的腸胃相。更發現歐美飲食文化對腸胃的影響，而日本原有的飲食習慣，亦因西風盛行，腸胃相逐漸與歐美相似，如腸相肥大、大腸息肉、便秘、癌症、心血管疾病……等。他的行醫生涯告訴他，肉食是破壞腸相的最大原因，而且認為醫食同源是真實不虛的。他的著作有：

《不生病的生活》（2007 年）

《不生病的生活 ‧ 實踐篇》（2007 年）

《不生病的生活 2：實踐篇》（2007 年）

《新谷醫師的餐桌：不生病的幸福飲食》（2007 年）

《新谷弘實的不生病七守則》（2008 年）

《不生病的生活 3》（2009 年）

以下似是而非的六大飲食迷思是新谷醫師的健康祕訣：

迷思一：多喝茶可以長壽。

事實是：損害胃黏膜。

迷思二：吃肉能產生體力。

事實是：喜歡吃肉將加速老化。

迷思三：內臟手術後吃稀飯。

事實是：未充分咀嚼難消化。

迷思四：牛奶可防骨質疏鬆。

事實是：反而減少體內鈣質量。

迷思五：喝優酪乳有益腸子。

事實是：常喝將使腸相惡化。

迷思六：少吃白飯以免變胖。

事實是：未精製穀物有益身體。

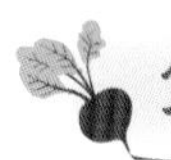

第五章 認同我們的健康細胞全是些癌細胞

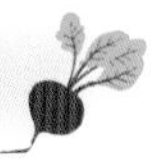

第一節

依專家對癌細胞的定義，認為是我們的健康細胞與基因，只要受到自由基攻擊受傷，產生了癌化區塊後，再任由它發展下去，就必然會逐漸轉變成癌細胞。也就是說，我們的健康細胞一旦被自由基攻擊受傷，再由它繼續發展下去，就會自動發展成一個癌細胞了。

第二節

再依前部分〈認識我們細胞的幾個重要特性〉中所述，我們全身 60 兆個細胞中：

1. 每個細胞裡的核基因與粒線體基因，受到自己內部粒線體所產生一兆個自由基攻擊的次數，每天都有 10 萬次以上。這個情況，可以說明我們每個細胞都在日以繼夜「分秒不停」地被自由基攻擊著。

2. 而且每個細胞裡兩種基因，每天在這 10 萬次以上自由基攻擊次數中，至少都會製造出 105

個被攻擊受傷所形成的癌化區塊。這些攻擊次數與癌化區塊的情況，可以說明我們每個細胞都在日以繼夜，「分秒不停」地被自由基癌化而成為癌細胞的危險狀況中。

3. 以上自由基攻擊基因的兩種情況，只是嚴重程度不同而已。

i. 實際上每天在這 10 萬次以上的攻擊次數，無論大小，輕重，有無造成嚴重性，如果細胞因故沒有立刻有所反應，都應該被視為有造成癌化區塊與癌細胞的可能性。

ii. 也就是說，每個細胞每天被自由基攻擊 10 萬次以上並造成 105 個癌化區塊的狀況，我們每個細胞都必須「分秒不停」的加以反制，發揮自我抗癌、自我修復、自我癒合的功能，才能隨時將那些攻擊與癌化區塊，甚至即將形成癌細胞的情形，扭轉恢復為正常狀況，才使這些頻繁攻擊與癌化區塊，沒有繼續發展，癌化成為真正癌細胞的機會。

4. 所以我們可以說，我們每個人體內所有 60 兆健康細胞：

i. 從分裂發展成為正常健康細胞那一刻開始，全都已經是一些不折不扣的癌細胞了，或說全都是能夠自我抗癌成功，又能夠隨時自我癒合並自我修復為「健康的癌細胞」了。

ii. 當然，這些基因被攻擊次數，以及受損被癌化的區塊隨時都會被修復之後，也隨時都會有新的攻擊與受損癌化區塊的出現。

iii. 也可以說，這些被癌化與被修復的情形，是我們身上每個細胞內部，每天「分分秒秒」都在持續不斷發生的事。

5. 由於我們所有的細胞內部，每天都在「分分秒秒」，持續不斷進行著「被癌化成癌細胞」與「被修復為健康細胞」的狀況中。因此我們大可以說，所謂的健康細胞事實上，「分分秒秒」都是些癌細胞，也「分分秒秒」都是些健康細胞。簡單來說，我們全身所有的「健康細胞」同時也是「癌細胞」。

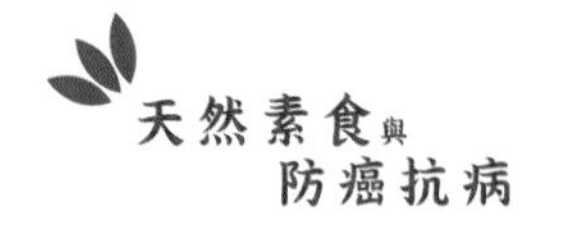

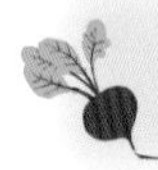

第六章　認可細胞運作的各種實際況後，我們應該有的各種觀念

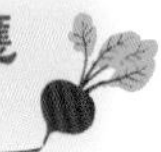

第一節 當我們明白了：

1. 我們體內 60 兆細胞中每個細胞裡的每個粒腺體，在持續不斷生產能量給自己細胞運用，以便維持我們身體各種生命活動的狀況下：

i. 必定會拿我們用鼻子不斷呼吸進體內的氧分子。

ii. 與我們用嘴巴吃進體內的醣類、脂肪酸與胺基酸，3 大天然素食營養素中所含無數的電子（負離子）接合。

iii. 才能進行氧化反應合成能量（ATP），並形成水分子時。

2. 我們就應該堅持一個新的信念；為了維持我們自身生命力的旺盛，平時的飲食，絕對應該選擇蘊含大量負離子與純植物性生物能量的天然素食。

第二節 當我們理解了：

1. 無論是由病菌或病毒感染造成細胞急性發炎，所引起的「傳染病」，如天花、白喉、流感、肺炎、肺結核、非典Sars等……，已在1940年代，各種抗生素陸續被發現後，已經被控制下去。

2. 也知道目前只剩下了，被自由基攻擊細胞膜或基因，造成細胞慢性發炎所引起的「慢性病」，如高血壓、癌症、糖尿病、高血脂症、心腦血管疾病、關節炎等……。

3. 我們就應該抱持一種新的觀念；認為藥膳同源純植物性天然素食中，所含數千，甚至上萬種既能抗氧化，又能抗發炎，抗腫瘤，抗癌以及抗老化的各種營養素加以消除，並因此而會更重視並採取，藥膳同源純植物性天然素食的飲食習慣。

第三節 當我們知道了：

1. 我們的慢性病是由1914年錯誤實驗所引起。

2. 也知道1914年錯誤實驗，已經被多年後的其他後續性實驗推翻，原因是後續的實驗證明了當年的實驗中：

i.給素食組白鼠所吃的全是一些經過精緻處理的食品，裡面完全沒有任何植物性蛋白質的成分。

ii.還證實了肉食組白鼠不僅是長得快，也病得快，老得快，更死得快。

iii.最後還發現素食組白鼠個個都比肉食組的健康長壽。

3. 在這種情況下，我們難道還不應該改一改以往老舊觀念，從善如流，改採藥膳同源純植物性天然素食的飲食習慣嗎？

第四節 當我們發現了：

1. 葡萄糖是我們腦神經細胞唯一的備用能量來源。

2. 大腦本身又無法儲存葡萄糖。

3. 而且葡萄糖對於我們大腦記憶的形成，也具有一定的影響，非但能夠促進記憶力，也有助於我們學習能力的增強。

4. 如果缺乏葡萄糖，讓大腦一直處於飢餓狀態，則可能會導致大腦無法挽回的傷害。

5. 因此我們平時必須抱持一個重要觀念；要經常注意多攝取一些純植物性天然素食中，非精緻又無任何汙染的全穀類與根莖類，例如糙米、全麥製品、燕麥、地瓜等天然素食食物，讓血糖可以隨時保持在一定水準，大腦隨時充滿能量，才能好好運作並維持情緒的穩定。

第五節 當我們獲知了：

1. 從慢性病在 1960 年代，引起有關人士的重視與研究後的各個年代中，幾乎所有相關研究的結果都一再顯示；

i. 各種慢性病都是我們用動物性肉食吃出來的。

ii. 而且也肯定，我們絕對可以用所謂藥膳同源的純植物性天然素食，把那些慢性病全都給吃回去。

2. 難道我們還不應該一改過去，1914 年錯誤實驗所造成肉食最營養的錯誤觀念，改採藥膳同源的純植物性天然素食的飲食習慣嗎？

第六節 當我們認識了：

1. 植物性天然素食的能量高，都是因為身為食物生產者的綠色植物，利用：

i. 自己葉子裡的葉綠體，進行光合作用先把相關能量與物質製造成葡萄糖後。

ii. 再配合取自大地與大氣中的其他礦物質，微量元素，巨量元素等相關成份，製造成具有生物能量與各種抗氧化物質的醣類、脂肪酸與胺基酸。

iii. 最後儲存到自己全身的根、莖、葉、花、果與種子裡作為備用能量食物。

iv. 這就在說明，植物的備用能量是全身性的。

2. 動物性肉食的能量低，是因為有頭有腦的動物與人類一樣：

i. 本身儲存的備用能量不多，短時間不補充很快就會用完。

ii. 而且肉食的動物肌肉細胞裡，所儲存少許備用能量，也都會在該動物被屠殺後自動分解掉，剩下的全是些會產生負能量自由基的物質，以及肉食動物細胞中的不良基因遺傳訊息，這些遺傳訊息還會對我們人類在個別性狀上產生一些不良的影響。

3. 在這種動、植物儲存備用能量，有天壤之別的情況之下，我們還要繼續堅持 1914 年遺留下來天大的錯誤觀念；認為肉食比天然素食適合我們人類嗎？

第七節 當我們確認了：

1. 身體細胞先天就具有內在巨大的抗癌能力。

2. 而且每個細胞，每天時時刻刻，分分秒秒，都在不停地從事運用負離子消除體內自由基的抗癌活動中，

3. 並且癌細胞的產生，是由我們體內過多額外自由基所造成的。

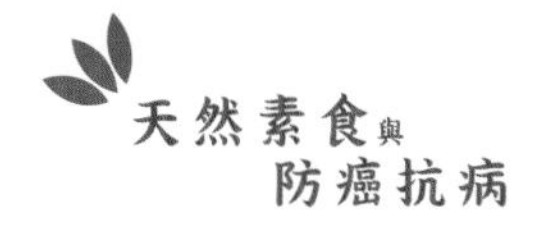

4. 自然就會需要我們在對抗癌症方面抱持著一種新的觀念：

i. 認為在愛護我們智慧性細胞，與對症下藥的用藥原則下，癌症的排除絕對不可用手術，化療或電療。

ii. 因為我們每一個癌細胞在未被手術切除，或未被化療或電療弄死前，都還是一個具有高度智慧性的健康活細胞。

iii. 而且只要被癌化的細胞本身還活著，每個細胞在任何時間，都還會有自我起死回生的本能，它的各種功能就會和健康細胞完全一樣。也就是說，我們身上的癌細胞只要還沒被弄死前，它的高智慧性抗癌或抗自由基的功能，仍然不會輸給其他的健康細胞。

iv. 更何況在這種過多額外自由基的情況下，只要我們能夠每天按時給每個細胞，攝取到足夠的負離子與抗氧化，抗發炎，抗老化等物質，每個細胞就會立即自動把癌化它的自由基全部消除掉，也會立即自

動恢復為原來的健康細胞，或健康的癌細胞。

第八節 當我們認知了：

1. 體內自由基與負離子的比例，隨時都會互有消長。

2. 我們就應該從中獲得一個新的認知與觀念：

i. 認為癌症醫師所謂癌細胞會轉移，或擴散的說法，絕非由原來攻擊細胞膜或基因的自由基所造成，因為自由基存在的時間很短，只有約不到一秒至 10 秒之間，因此親自攻擊的自由基早已消失。所以轉移或擴散出去的自由基，必定是隨後新來，又擠不進去的其他自由基，而且這些後來的新自由基，隨時都會增加，再增加，甚至大幅度的增加。

ii. 再說所有的自由基都很短命，它們的活動也都是無漫無目標的，可以在體內隨著各種可能管道亂竄，並隨機到處亂攻擊的。也就是說這部分持續增加的大量自由基，隨時都會通過鄰近的淋巴腺、循環系統等各種管道向體內四面八方亂竄，去癌化各個管道中，或其他組織與器官中的健康細胞與基因。

iii. 最後才會形成所謂癌症轉移或癌細胞擴散的現象。

3. 這裡還有個觀念值得一提的是，按照負離子與自由基從生成到消失，單獨存在的時間都非常短暫，只是負離子較久而已。

i. 而且雙方一旦相互接觸後，兩者都會立即相互中和而自動消失，

ii. 所以造成轉移或擴散出去的自由基，絕對不是造成原來細胞癌化的那些自由基，可以說完全是另外一批新的自由基。

第九節 當我們領悟了：

1. 在我們身體的「內在環境」與「外在環境」中，都應該以負離子占優勢比例的狀況，為最有利於我們的健康時。

2. 我們就應該始終抱持著一種觀念：

i. 由於我們每個人對「外在大環境」改

變的無能為力，因此，只有對自己的「內在小環境」中多下功夫，

ii. 平時就應該一方面採取不吃任何動物性肉食，同時也盡可能設法避開或減少那些會在體內產生大量額外自由基的眾多其他因素，以逐步減少自己「內在小環境」中自由基的存在數量。

iii. 另方面也應該每天多吃些，藥膳同源純植物性天然素食，以增加「內在小環境」中負離子與各種抗氧化物質的數量。

第十節 當我們知曉了：

1. 能對抗癌症的維他命 B17 存在於 800~1200 種植物中時。

2. 我們就應該糾正一下我們天然素食攝取的觀念：

i. 要更信任藥膳同源所言不假。

ii. 要更廣泛攝取各種各類的天然素食，尤其是各種蔬果與五穀雜糧的種子等。

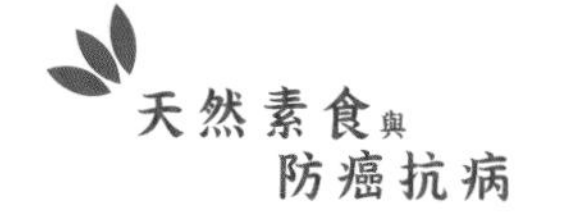

第十一節 當我們確知了：

1. 科學家在 1994 年從天然素食醣類食物中，發現八種能促進細胞間溝通協調，緊繫每個細胞在疾病預防與健康維護工作，以及提升免疫系統。

2. 而且這些醣類營養素廣泛存在於蕈菇類、樹汁、樹膠或樹脂、種子、核果與海藻類，甚至五穀雜糧與蔬菜、水果中等時。

3. 我們就應該調整一下對醣類食物的飲食觀念：

i. 要相信醣類食物對我們細胞具有超乎想像的重要性。

ii. 更要注意廣泛攝取純植物性天然素食中，各種醣類食物的重要性。

第十二節 當我們得知了：

1. 澳洲科學家竟能從水果和蔬菜中，研發出一種能夠延緩衰老，讓我們人類長生不老，把自己的壽命大幅度延長的新型 NMN 維他命時。

2. 我們更應該進一步調整我們的飲食觀念：

i. 要相信天然素食中的蔬菜與水果，對我們身體健康的驚人好處。

ii. 立即拒絕高價，又無生物能量的肉食飲食，並決心改採以生吃蔬果為重心的，純植物性天然素食的飲食習慣。

iii. 至於 NMN 長壽維他命，如果我們本身已經是採行純植物性天然素食者，應該在它未來量產上市後，只需把它當作偶而加強健康的補充劑即可，因為 NMN 維他命既然是取自於天然素食的蔬果中，天然素食飲食生吃的蔬果中，必定已經含有該維他命所有的成份，而且正確天然素食的飲食裡原本就具有運用本身負離子年輕化機制，去抑制和約束自由基衰老化機制的功能。

第十三節 當我們搞懂了：

1. 由於在 1940 至 1950 年間，各種抗生素陸續被發現，致使「傳染病」在 1950 年後逐漸受到了控制，目前慢性病已經完全取代了傳染病，而成為年度重大死亡疾病，但天然素食中約數千種，甚至上萬種不同，可以抗氧化，抗發炎，又能活化免疫機能，增強免疫力，更可有效防止各種癌症以及各種癌症癒後的復發。

2. 我們至少在平時就應該堅持一個信念：

i. 在日常的生活中，就應該採行純植物性天然素食的飲食習慣，以防止癌症等各種疾病在我們身上發生的機率，與復發的可能性。

ii. 並在往後的日子裡，一旦在獲知自身或親朋好友罹患癌症後，不必考慮罹癌的類型與期別，只須勸他們立即，積極採取不痛不癢，既經濟實惠又絕對安全有效的天然素食飲食習慣即可。

iii. 完全不必像過去一般癌症患者的做法一樣，花用冤枉錢去亂投醫，最終還可能像六十三歲因血癌過世的歌星青蛙王子高淩風，70 歲因大腸癌末期過世的藝人豬哥亮，以及 2018 年 3 月 18 日因腦癌過世的 83 歲文學大師，李敖等連性命都不保，或是保住了性命，卻像知名體育主播傅達仁一樣，在飽受胰臟癌末期疼痛之苦，最

後竟然還痛下決心，情願以 85 歲高齡，花 300 萬元台幣前往瑞士尋求合法的安樂死。

iv. 當然也有像罹患肝癌的立法委員高金素梅，與前新聞局長蘇起，以及罹患淋巴癌前臺大醫院病理科女醫師李豐。不過我查過她抗癌成功的療法，幾乎沒有一位像我家親人一樣，堅信吃肉會讓自己身體感覺有力者，經過天天吃，頓頓吃，竟然在一餐不吃肉就會立即感覺到沒有體力，直到癌症布滿全身慘死在醫院為止。而我這本書所推崇的可以說是，天然素食就是癌症等慢性病的最大剋星！？說的再直接些，就是不管你如何求醫求治，最主要的重點就是立即斷絕任何動物性肉類食品，改吃純植物性天然素食就對啦！千萬不要像世界衛生組織前總幹事中島宏醫學博士（任期 1988~1998）曾提出「許多人不是死於疾病，而是死於無知」的呼籲中所指，他們絕對不是死於癌症，而是像我家的那位親人一樣死於對癌症的無知。

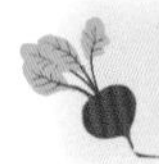

第七章 認透眾多癌症病患花大把銀子投醫後又不免一死者，給我的啟發與開導

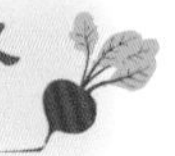

第一節 首先是讓我感到自己想法很天真

1. 自己隨研讀資料漸多漸廣，逐漸改變飲食型態，由一般肉食開始，隨著蒐集資料漸多漸廣，從肉食飲食型態，改變到專家建議的飲食型態，再轉變為地中海飲食型態等，糖尿病患者的飲食型態，癌症病患者的飲食型態，逐漸改變到目前自己所發展，並稱之為「超越健康的天然素食」的飲食型態，也就是「以生吃有機蔬果，芽菜類等為重點，以均衡廣泛，少量多樣攝取未精製的有機全穀類、豆類、根莖類、堅果種子類、蕈菇類、藻類等純植物性天然有機食物為中心」的飲食型態。

2. 自以為我目前這樣純天然素食的飲食，已能超越以往各式各樣的飲食型態，非但可以除癌務盡，而且還有一些養顏、美容、凍齡、甚至返老還童的功能。

3. 但令筆者始料未及的是，在我 2015 年 9 月前後竟能在日常上網時，無意中發現一篇網路新聞報導，說已 90 歲高齡的前美國總統卡特自己宣

佈，2015 年 8 月 12 日罹患了惡性黑色素瘤，並已轉移到肝與腦，加上他的家族有胰臟癌病史，知道的人都覺得存活的希望渺茫。隨後居然在手術，放療和藥療後三個月就把癌症完全清除了。緊隨著還在該篇新聞中解釋，為何身體並不算強壯的 90 歲前總統卡特，能創造罹癌不死的奇蹟？

i. 是因為「他在罹癌後除了積極的就醫，還需要在日常生活中吃一些抗癌食物。當時網路新聞中還可以非常清楚的看到，他所食用全盤天然素食蔬果的圖片，經立即檢視後發現其中全無任何肉類食品」。當下根據自己已有的認知與判斷，我就肯定認為那篇新聞所報導的，就是當時卡特癌症接受處理的實際狀況。因為在他總統任期（1977 年 1 月 20 日 - 1981 年 1 月 20 日）開始的那年，正是參議員麥高文帶領「參議院國民營養問題特別委員會」小組，調查研究有關「飲食與健康」問題將近十年後，提出多達五千頁以上，號稱人類史上有關「飲食與健康」最具轟動性「麥高文報告」正式發表的時候，當時卡特總統必然也會受到震撼，而且已經知道或瞭解到了肉食引起癌症對人體的害處，而傾向於天然素食的飲食者。

ii. 但奇怪的是，不久後，再度上網瀏覽時，卻發現該篇網路新聞不見了，繼而出現了另一篇類似的新聞報導，其中也附帶有一盤有天然素食蔬果的圖片。經檢視後卻發現是一篇美國抗癌協會經多年研究的總結，所建議的一盤彩虹食譜圖，並加註解釋說：91 歲（筆者註：可能是次年 2016 年的報導，但卡特癌症的發生應該是 2015 年 8 月，他還是 90 歲的時候）的美國前總統卡特，為什麼能創造奇蹟？是因為罹癌後除了積極的處置，還需要在日常生活中吃一些抗癌食物！不到 4（原為 3）個月，腦部癌症就沒了。但在所附的彩虹食譜圖片中還發現：

①紅色食物中加入了牛肉、羊肉、豬肉、豬肝；

②白色食物中加入了雞肉、魚肉、牛奶；

③紫黑色食物中加入了烏骨雞，幾乎把所有的肉類食品全部加了進去。

iii. 隨著時間的過去，後續的許多新聞報導竟然還把「彩虹食譜」也甩開，並運用一些讓人難以理解，所謂艱澀的專有名詞解釋說：卡特在 2015 年被診斷出罹患皮膚癌黑色素瘤，癌細胞擴散到了腦部，已是第四期黑色素細胞癌患者，最後因成功使用「吉舒達」，同時搭配手術以及放療，而抗癌成功；2016 年卡特宣佈已不再需要接受任何處置。當然後來還有更扯的……。

iv. 這一切也讓我暗自體會到了，經常被有識之士與正義之名人學者批評為奪錢，奪命最黑心的癌症醫療三手段：手術、化療、電療。這一次竟能把一位看似必死無疑的 90 歲以上，又不是身強體壯的癌患者，四個月就把他的癌細胞完全清除了。至少在我個人的理解裡，是到目前為止，非常令人難以想像的。

v. 最後值得一提的是，根據新聞報導，當這些附加的新免疫藥物，乘勢快速被推廣到台灣後的費用問題。像 keytruda 由於健保不給付，一年自費下來的醫藥費高達 600 萬台幣。還有需要以病人身體的輕重

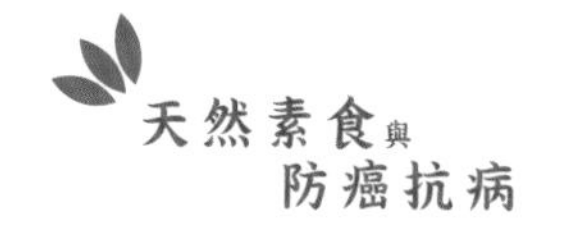

來計算施打劑量的nivolumab，一個月粗估都會在百萬左右，若有效，醫師通常都會建議持續施打。

vi. 這也讓人覺得常被人批評為「奪錢奪命」最黑心的癌症醫療，只改善了一半「奪命」而已。

4. 最後，我還是要說明一下，西醫腫瘤科之所以會如此狂妄無忌，奪錢奪命，完全跟他們祖師爺百年來的經營理念有關。據美國作家艾德華．葛雷芬（Edward Griffin）在無癌症的世界《World without Cancer》一書裡所述，那位祖師爺早在二次大戰前，1920 年代時就和當時全世界最大的化學及製藥公司，即德國的法賓（I. G. Farben）公司相互合作，狼狽為奸，成立了一個全世界最大的製藥公司。該法賓公司不僅遍及九十三個國家，而且對各國都有重要的政經影響力，而且法賓公司也是後來惡名昭彰，屠殺猶太集中營毒氣的製造者。這家公司基本上以各種名稱及組織，在美國的科學及抗癌政策上扮演著極為重要的角色。

那位祖師爺也知道以科學為名，必定可以帶來的需求及大量的金錢利益，在他們自己所贊助的美國醫師學會（American Medical Association）和

美國食物及藥物管理局（FDA）批准下，將化學物稱為「藥」來申請專利，並提供給經由他們的組織所訓練的醫師及專家使用。當時亞伯罕福來思拿（Abraham Flexner）也在洛氏和卡內基（Andrew Carnegie）的避稅基金贊助下，對美國的醫學院進行改革，使得醫生可依賴藥物來處置疾病及從事開發新藥物的研究。而在政府部門的要職官員名單中，不難發現許多與洛氏集團的掛勾痕跡。由此可知洛氏集團對美國食物及藥物管理局和各級的政府部門的影響，可說是佈線完整、環環相扣、牢不可破。

祖師爺的洛氏集團以金錢改變了老式的醫療行為，轉而使之現代化，組織化及商業化，成為以藥物處置為主的當今醫藥工業。它改善了醫師的生活，使他們從窮而落魄的郎中麻雀，飛上枝頭變為高所得、高教育、高社會地位的鳳凰。這些醫生在洛氏集團和卡內基的基金會出錢所建的醫學中心受訓，他們的藥物研究也得到了大量的財務贊助。

在商業掛帥的二十世紀，另類療法，或是無法申請專利的處置方法，不但不為他們主流醫界所接受，還頻頻被迫害、抹黑（扣以無科學證據的大帽子）和隱瞞；久而久之，社會大眾也接受了這

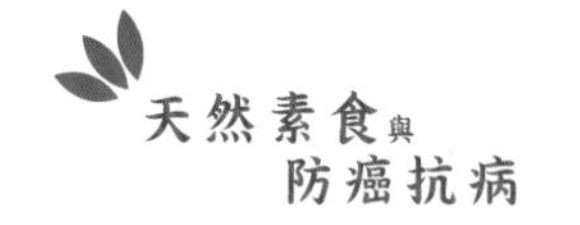

些主流醫學，及其研發的新藥物是抗癌唯一利器的思維。因此在上個世紀的前半葉，以百萬為單位的金錢大量注入國際級的藥物研究，期望找到有效的藥物來處理各種不同的癌症。由於他們相信沒有一種所謂的「奇蹟的子彈」療法是一蹴可及的，因此世界各地的醫學中心，就不斷地對病人進行新藥及放射線的實驗。

即使在今日，這些化療及放射線處理，已經證明是無法處置常見的癌症，醫師們還是繼續使用它們。報紙常有抗癌新藥成功發明，或抗癌有重大突破等的新聞出現，但現代醫學真正地處理好癌症了嗎？有些醫師不禁開始懷疑，化療的毒性反而是造成癌症病人死亡的主因。1985 年，哈佛大學微生物教授，約翰凱恩斯（John Cairns）在科學的美國人（Scientific American）雜誌中發表評論說：……「化療能否能處理好任何一種，常見的癌症還有待證實」。

有些腫瘤醫師是會告訴病人，沒有證據顯示化療有效，有些則被科研報告誤導化療無法保證的樂觀，有些更為了金錢的理由而開具化療單。因為開具化療單，比給病人撫慰還賺得多。戴菲力《癌症——為什麼我們還拼死命地要知道真相（Cancer

- Why we're still dying to know the truth）》一書的作者）更直言，在七百億美元化療工業的今天，依靠癌症討生活的人數比死於癌症的人數還多。

更讓人難以置信的是，根據網路上維基百科的紀載，美國癌症協會（American Cancer Society, ACS）是成立於人類癌症出現以前的 1913 年，而近百年來人類癌症患者真正出現的時間，應該是各種動物性肉食在 1920 年代，美國社會中造成瘋狂大流行之後，才逐漸被顯現出來的。

由於以上種種，我們就可看得出目前西醫腫瘤科的醫師們，與同樣是胃腸科癌症名醫的新谷弘實，在對待其胃腸癌症病患方面的差異之大。日裔美籍的新谷醫師在美、日兩國行醫四、五十年的生涯中，合計實施過三、四十萬例胃腸內視鏡檢查，以及只用大腸內視鏡取代切腹開刀手術，成功切除過 10 萬例以上，病人的大小息肉與癌腫瘤，甚至他也從來不用放療，化療，電療或其他昂貴的癌症藥物，所以收費也自然是一般人看病的良心價碼。又因為他自己發現天然素食者腸胃相較健康的好處，也都會在事後規勸他的病人，在病好之後，最初是至少五年禁食牛奶和肉、蛋、魚，後來更要求他們吃各種動物性肉食量為零的天然素食。這也是他敢說，他這一輩子都沒有為任何一位病人開過一張死亡診斷書的原因。

5. 另外根據曾與專業癌症醫師有過幾次接觸，被譽為「世界營養學界愛因斯坦」的柯林・坎貝爾博士（T. Colin Campbell），在對西醫癌症醫學方面有所瞭解後，曾大有見地的說過：

i. 沒有任何手術、療法或藥物可以有效預防，或處理好過任何慢性病。

ii. 大部分的癌症機構都不願討論關於食療的建議，甚至嗤之以鼻，原因是食療嚴重挑戰了他們以藥物和手術為本的傳統醫學。

iii. 無論是西醫科學研究人員、醫師或相關制定政策的官員怎麼說，我們一般外行人一定要知道，植物性天然素食絕對是對我們人類最健康的飲食！！！

6. 澳洲科學研究人員，從蔬果中發現長壽維他命的偉大壯舉，非但把純植物性天然素食的藥膳同源理論，推到了最高點，更完美的證實了我們中華民族的祖先們在 4000 多年以前，對當時每日所攝取食物想法與觀念。因為我們中華民族在 4000

多年前，上古時代流傳下來的《黃帝內經・太素》一書中，就已經出現了：「空腹食之為食物，患者食之為藥物」的說法與觀念，而且中國醫學自古以來也有「藥膳食同源」的理論。如果再加上神農從嘗百草中尋求藥物的傳說，我們可以說這些相關記載以及所描述的草與食物等，其實就是當時一般大眾，日常所享用的天然素食，在這裡我們也可以毫無疑問的斷定，我們的祖先們當時就已經知道每天所吃的食物，是既能果腹又能醫病。而且這種食物在當時的狀況下，可說是只有一種，那就是大自然中被稱為「食物生產者」的綠色植物，運用其本身所獨有的光合作用，把太陽的光能轉化為人體所必需的化學能，再進一步結合其本身取自土壤與大氣中的各種相關物質後，為我們人類所生產出來具有生物能量的純植物性天然素食，本書現在稱之為「超越健康的天然素食」。

第二節

每當看到新聞報導有人罹癌過世時，我內心總是會有些痛心疾首的自責，認為自己辛苦二十餘年心血，所獲天然素食既可抗癌，又能防癌的事實，始終無法普遍傳達出去，讓每位癌症患者，都能輕鬆零負擔，在日常生活中，與家人快快樂樂，像新谷醫師一樣，全家都吃各種動物性肉食量為零的天然素食，讓家中每一個人都能有病醫病，無病強身，享受著一個無病痛纏身，又能自然長壽的健康人生。不幸的是，到目前為止，絕大多數的人似乎全不信我這一套說法，當然也包括我自己的一些親人在內。

第三節

　　像筆者在前言裡所說，自己在經過一段時間的徹底思考與檢討後，深信這一切，就是因為自己沒能夠根據癌症病史發展的經過與事實，分析整理向他們提出一套比較簡明、扼要而有力的解釋或說詞。於是立即於 2018 年八月開始，把以往所蒐集眾多歷史資料加以分析，整理後，先編寫為《藥膳同源全素食超越長壽維他命！》於 2020 年 10 月出版上市至今。

第四節

　　《超越健康的天然素食》這本書，實際上只是

筆者在親眼目睹一位至親，因受癌症醫師蠱惑，堅決餐餐吃肉而死於癌毒的悲慘結局後，心有不甘，也有幸在重新整理資料時，認識到了，在天然素食裡，尤其是天然蔬果中竟含有數千，甚至上萬種不同被稱為植化素的天然抗氧化物質，更使得筆者警覺到，這些稱得上所謂巨額的抗氧化物質，其實就是我們人類抗癌治病的最佳武器，筆者也因此才膽敢把這本書，直接取名為《超越健康的天然素食》。也相信這本書徹底表明了筆者對天然素食的信心，更深切盼望各位讀者都能認清楚，所謂癌症並不可怕，更不是什麼無藥可治的絕症，而且只要能夠吃對「超越健康的天然素食」，就沒有問題了。非但如此，而且還會讓您返老還童與延年益壽等……。

第五節

在本書中筆者之所以會提到三位世界級素食專家，即約翰．羅彬斯（John Robbins 1947 年~），坎貝爾博士（Dr. T. Colin Campbell 1934 年~）以及新谷弘實醫師（Shinya Hiromi，1935 年~），

是因為他們在飲食與健康方面都有長時期，最

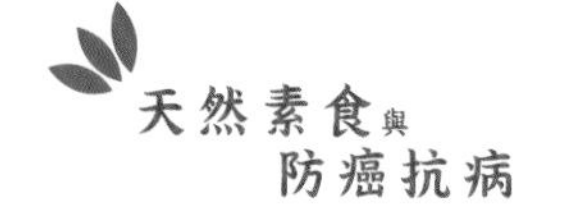

廣泛的研究，最深入的實驗以及最詳盡的相關著作與報告，而且他們的著作與報告也已贏得了全球無數健康追求者的認同與尊重。我在這裡再次提到他們三位，一方面也是出於無限的崇拜、仰慕與敬重，因為他們三位在世界的近代史上，對素食與疾病關係所做的實驗與研究，範圍最廣，時間最久，工作最徹底，相關著作最多與最完整，也最為世界各國相關人士所推崇。另在私的方面，則是希望各位讀者能相信，筆者的天然素食相關重要訊息與資料，多是參考他們的輝煌成就，期望各位讀者有必要時，能購買些相關書籍作參考。其次，當然是期待他們的名氣，能夠帶出書中素食訊息的可信度與可靠性，更期望各位讀者都能相信筆者從諸多素食訊息中所導引出來的，我們偉大中醫自古以來所推崇的「藥膳同源純植物性天然素食」，絕對可以讓我們預防與解除我們細胞急、慢性發炎所導致的癌症等各種疾病外，還可以把我們每個人的體質調整為弱鹼性，讓我們身體獲得必要生物能量，促使我們體內各種相關機制隨時能夠發揮自我促進健康，提振精神，增強記憶力、提高生育力，甚至開展凍齡，返老還童與延年益壽等各種有益身、心、靈健康的原本特質，並轉告家人與親朋好友，讓他們也都能由認清本書中所引用的那些事實與

史蹟，進而相信它們，最後更進而加入純植物性天然素食的飲食行列，養成健康全素食的飲食習慣，更進一步開始享受一個健康無病痛又美好的未來人生。當然，最理想的是能把這些相關資訊持續不斷推廣宣傳出去，讓更多人，甚至更多的世界人士，人人都能輕鬆擁有與享受一個健康快樂，既無病痛又能自然長壽的人生與生活品質。

Note

編後語

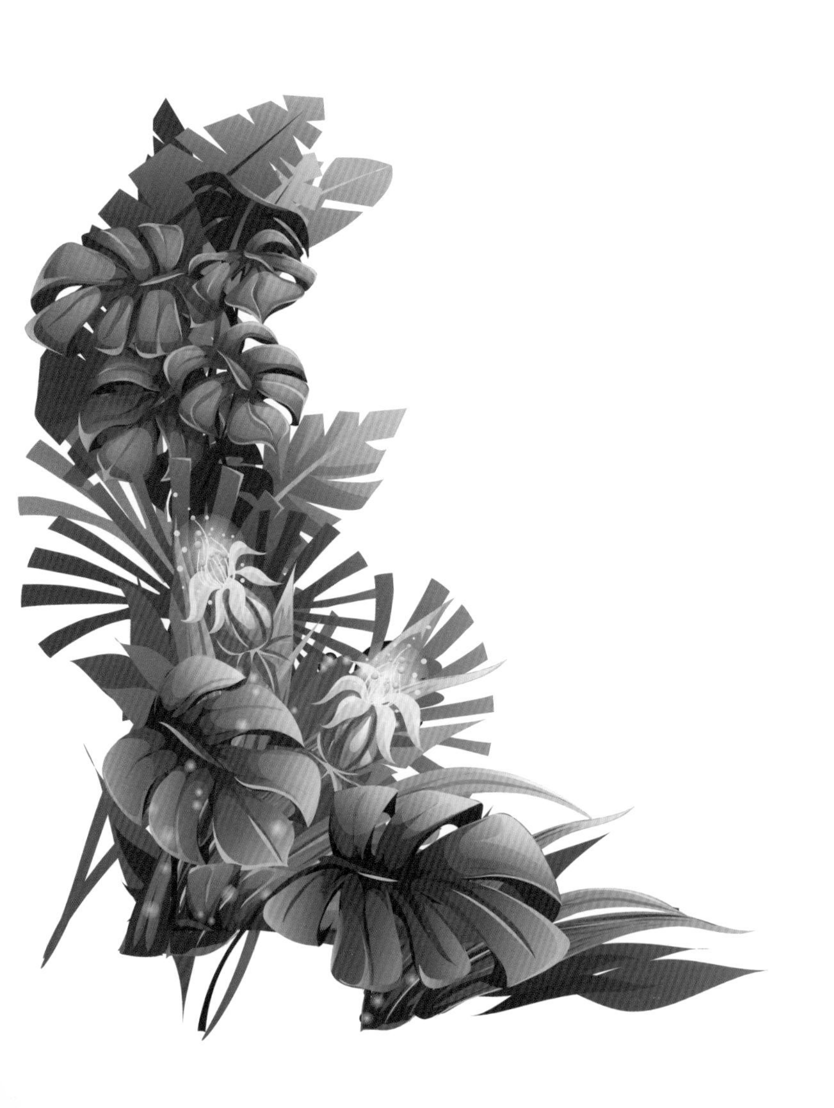

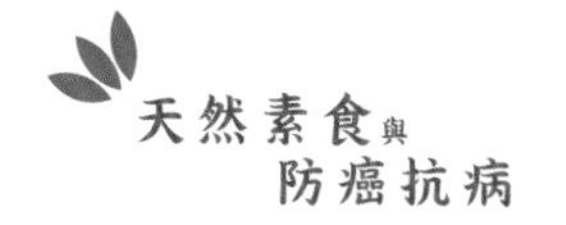

由於本書的重點在強調人類應有的食物到底應該是些甚麼，筆者在蒐集大量相關資料後，覺得應該在書尾部分對「食物」一詞的來歷特別加以闡述。

根據大自然「造物主」在進化過程裡的精心安排來推測，我們不難發現：

i. 我們的地球基本上，是在所謂大爆炸宇宙誕生後，生成無數的基本粒子時，就開始時就進入了「非生物界」。

ii. 接著，這些基本微型粒子先分別組合成各種元素，再進而合成大、小不同元素的原子，然後再由多種元素的原子，組合成簡單的有機小分子，直到單細胞生物出現時，才開始進入「生物界」。

iii. 進入「生物界」之後，首先被安排出現的生命體應該是綠色植物，因為綠色植物是「生物界」唯一被稱為食物生產者的生命體，而且也只有它們才能藉著本身特有的光合作用，把太陽的「光能」從「非生物界」帶入「生物界」。

①也就是說，綠色植物是唯一能把「非生

物界」裡太陽的「光能」，轉換成「生物界」各種生物生命體所不可或缺的「化學能」。

②而且還能更進一步，將這些化學能與其本身取自土壤中的水分子，以及負離子，礦物質，微量元素，巨量元素，無機物等，與其取自大氣中二氧化碳等物質，結合在一起，轉製成生物界各種生命體，所必需的有機天然素食的一種生命體。

A. 這些具有生物能量與抗氧化物質的天然素食，除了極少部分由該綠色植物生命體自己消耗外，其餘絕大部分皆以醣類，胺基酸，脂肪酸和其他有機物等皆以小化學分子形式，儲存在自己的根、莖、葉、花、果以及種子的細胞裡，作為備用的能量有機食物。

B. 實際上在我們生物界裡，包括我們人類在內所有動物，每天只能毫無選擇，只有直接或間接，不停地消耗著綠色植物身上活細胞內，所儲存備用的小分子，且具有生化能量與抗氧化酵素等的有機食物，並在體內運用其中的化學能與相關酵素引起化學變化，將這些小分子的營養素，轉換成各自體內相關肌肉中所需要的大分子蛋白質與脂肪等。

C. 簡而言之，在我們每天攝取到天然素食後，這些具有化學能量與抗氧化酵素的有機食物，在身體內就會配合進行各種化學變化，產生相關能量，使我們能夠隨時呼吸、血液循環、維持體溫、發育成長以及有力量工作、跑步、讀書、寫字、吃飯、睡覺等……。

D. 這些具有化學能與無數抗氧化物質的有機素食，就是我們老祖宗稱之為「藥膳同源純植物性天然素食」的有機食物。

iv. 綠色植物是大自然生物界食物唯一的「生產者」，也只有食物的「生產者」才有能力運用自己特有的光合作用，吸收太陽的輻射能，把它轉變為化學能，還能結合它從大地與大氣中，所吸取的水分子與二氧化碳，以及被稱為地氣的自由電子（即負離子）等，各種相關礦物質，無機物等……，為自己與包括人類在內的各種動

物，生產出具有化學能與抗氧化物質的，「藥膳同源純植物性天然素食」。這些天然素食，除了具有可以維持各種動物組織器官運作的生物能量外，還會具有大量的抗氧化物質與基本營養素，分別是醣類、脂肪酸（主要是各種動物用來製造自己身體，與內部組織與內臟等，所需動物性脂肪的原料）、胺基酸（主要是各種動物用來製造自己身體所需動物性蛋白質的原料），以及各種動物身體也都需要的維生素、礦物質、大量元素、微量元素等⋯⋯營養物質與營養素。而且這些天然素食，除了極少部分被綠色植物自已本身所消耗以外，絕大部分最後都會被食物生產者儲存在自己的根、莖、葉、花、果以及種子的細胞裡，作為備用能量與食物。因此，這些綠色植物，即食物生產者，身體內每個細胞裡所儲存的，全是些具有化學能與抗氧化物質的食物，而使我們能夠呼吸、血液循環、維持體溫、成長以及有力量工作、跑步、讀書、寫字等等⋯⋯的能量，就是這些食物中所貯存的化學能，藉由相關酵素引起各種化學變化後所釋放出來的。

v. 根據魏爾嘯（Rudolf Virchow,1821~1902）「一切細胞來自細胞」的說法，我們生物界最原始的食物，就是綠色植物藉由光合作用，所生產出來的純植物性天然素食，這些天然素食細胞中所含的基因遺傳信息，必定帶有純植物本身原有，最原始溫和優質的性狀。再根據魏爾嘯的說法，我們人類細胞本身，就是由綠色植物性細胞直接進化而來的，因此我們人類細胞中的基因遺傳信息，原本就已經攜帶了這些優質的植物原有性狀，所以全素食中的植物性細胞基因，所攜帶具有正能量的遺傳信息，對我們人類性狀的影響來說，絕對是正面與肯定的，也因此它可以強化我們原有與應有的優良性狀，並且關閉一些我們平時因肉食或其他原因而在體內產生的不良性狀，還可以確保這些好的性狀能夠遺傳給我們的下一代。至於肉食中的細胞基因遺傳信息，因為已經成為各該種動物直接，或間接食用天然素食細胞基因遺傳信息，經由其本身細胞基因性狀遺傳信息的

汙染或交互影響後所形成的，可以說已經成為攜帶該動物本身，具有負能量不良性狀的基因遺傳信息了，這種負能量獸性遺傳信息隨肉食進入人體後，食肉者本身的性狀必然就會，再受到該動物野蠻性性狀的影響，而偏向於該動物的野蠻獸性的性狀。非但如此，它們帶有負能量的遺傳信息，還會打開我們原先已經關閉的一些不良性狀並遺傳給我們的下一代。

vi.到目前為止，綠色植物一直都是生物界，唯一能運用光合作用，把「非生物界」太陽的光能，轉化為「生物界」所有生物可以利用的化學能，並更進一步結合其本身取自土壤與大氣中相關物質等，製造生產出「生物界」各種生物所需，具有「生物能量與抗氧化物質的純植物性天然素食」食物的一種生物。因此我們可以說，有了這些「純植物性天然素食」的食物之後，生物界的動物才會出現。也可以說，所有動物最初的食物，就是這些純植物性天然素食，而不是高負能量或無能量的肉。

vi. 植物性天然素食的食物中，一般不含膽固

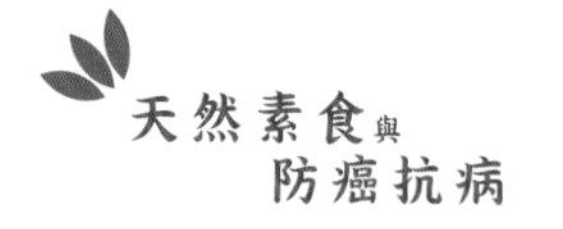

醇，並可使身體成為鹼性體質。

vii. 食物是人體生長發育、更新細胞、修補細胞、調節細胞機能不可缺少的營養物質，也是人體進行各種生命活動的能量來源。若人體沒有具有能量的天然素食的話，人類就無法生存。

viii. 有專家告訴我們說，每一種純素食的食物中都會含有一些蛋白質（指的是植物體內的胺基酸）。甚至可以說，從單吃一根香蕉到一碗沙拉裡，找到蛋白質是非常容易的事，非但容易找得到蛋白質，而且這些天然素食中的蛋白質，也比較容易被我們的身體吸收。

ix. 從食物對人體的作用上來看，所謂食物應該是能夠促進人體生長、發育、更新細胞、修補細胞、調節細胞機能不可缺少的營養物質，也是能幫助人體進行各種生命活動的能量來源，所以食物必須是具有生物能量的營養物質。如果人類的生命體，得不到這些具有生物能量與營養物質的食物時，人類就會無法生存。

筆者對食物的探索、整理、體驗與推崇

i. 按德國著名學者魏爾嘯「一切細胞來自細胞」的論述，再根據地球生命在大自然界演化過程中出現的順序來推測，我們日常所謂的「食物」，應該是指被稱為「食物生產者」的「綠色植物」，在包括我們人類在內所有動物出現前，運用造物主所賦予的光合作用，把太陽的光能轉變成各種生物所必需的化學能，再結合本身取自大地與大氣中各種微量元素，巨量元素，以及眾多其他相關物質後，所生產出來的。因此「食物」一詞，應該就是指這些綠色植物所生產出來的，純植物性「天然素食」，也可以說就是我們人類自古以來一直都在享用，自然界唯一具有生物能量與各種必需營養素，更附帶含有數千，甚至上萬種不同，被稱為植化素的天然抗氧化物質在內的「藥膳同源純植物性天然素食」。

ii. 我們中華民族的老祖宗們，從四千多年前，上古時期所留下來的《黃帝內經太素》一書中，就已經提到了所謂「食物」就是「空腹食之為食物，患者食之為藥物」。這也直接點出了，當時人們所攝取的「食物」，就是前項被稱為食物生產者的「綠色植物」，所生產出來的「藥膳同源純植物性天然素食」。

iii. 以上稱天然素食為藥膳同源的說法，在近代史中也可以很容易搜尋到許多關鍵證據。比較重要的，像是能夠克服癌症的維他命 B17，就存在於 800 至 1200 種天然素食中，幾乎已經涵蓋了，所有現在我們每天所食用的植物性天然素食。另有像能克服癌症等各種疾病的長壽維他命，也都存在於天然素食中的各類蔬菜與水果裡。

iv. 另從《黃帝內經太素》一書中所述「空腹食之為食物，患者食之為藥物」，也可以證明藥膳同源的理論，在我國古代歷史中是早已存在的事實，到目前為止，從來就沒有改變過。

v. 從最近百餘年來人類癌症的興衰史中，我們可以發現，人類所有的疾病可概略地分為兩大類：

A、一類是在我們人體遭受到外來病毒或病菌感染後，這些病毒或病菌直接攻擊我們的細胞，形成體內細胞急性發炎，所引起的「傳染病」，而且這些「傳染病」在 1940 年代各種抗生素被發現後，已經完全受到了控制。

B、另一類則是，當我們錯把各種動物性肉、蛋、奶、魚……等，當作「食物」吃下肚，被消化分解時，其中的飽和性油脂會在體內，立即被氧化分解為兩種具有毒性的物質：

a、一種是花生四烯酸的脂肪酸（屬多元不飽和脂肪酸 Omega-6 的一種），它會在體內經由一些氧化酶反應，代謝成一些具有生物活性的有毒物質，這些有毒物質全屬自由基的家族。

b、另一種則是直接具有毒害的氧化脂，就是所謂的氧化脂自由基，部分氧化脂自由基還會轉變成更毒的自由基，即乙醛。

c、一旦這些自由基數量夠多並在體內

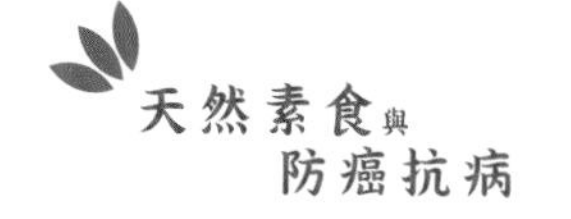

到處流竄時，就會隨時攻擊我們的細胞膜或細胞內部的基因，造成細胞慢性發炎的連鎖反應，最後形成「慢性病」，而常見的慢性疾病包括有癌症、哮喘、糖尿病、關節炎、慢性阻塞性肺病，和某些病毒性疾病，例如C型肝炎和愛滋病等⋯⋯。

vi. 由於「慢性病」都是被稱為過氧化物的自由基所造成的，因此「藥膳同源純植物性天然素食」中，所具備成千上萬的抗氧化物質，就可以輕鬆予以清除。

由上述可知，目前危害我們健康的疾病只剩下了「慢性病」一種，而「慢性病」主要又是我們錯吃動物性肉食造成的。再根據近百餘年來人類癌症的興衰史，我們還知道，癌症決非無法救治的絕症，而且「藥膳同源純植物性天然素食」中，所含上萬種抗氧化物質，就能隨時加以清除，而且也無須分辨癌症是哪一種或哪一類，是初期或末期，只要我們能夠立即停止攝取所有動物性肉類，並堅決採取純植物性天然素食的飲食習慣即可。

作為一個對天然素食長期探索、整理、體驗與推崇者，筆者本人現已深信「藥膳同源純植物性天

然素食」，這種地裡生，土裡長出來的綠色植物，所生產出來的天然素食，非但可以克服包括各種癌症在內的所有慢性病外，而且經過近二十多年的身體力行與親身體驗，也已深切地感受到了，這種天然素食的確提升了筆者的健康狀況，讓我的身體比以前更健康，精力更充沛，非但減緩了自身老化的程度，更可貴的是自從吃全素以來，幾乎可以說，近二十幾年，完全沒有因罹患任何重病而住進過醫院。甚至由於種種可貴與難得的體驗，本人更深切以為，這一般被稱為「食物」的「天然素食」，絕對是我們大自然中，至高無上的主宰者，造物主或上帝，在對我們這些被造者一生遭遇，必然瞭如指掌，而在預知人類在發育成長的過程中，所遭遇到的各種病況下，才會妥善安排綠色植物，在我們人類還沒有出現之前，為我們生產，儲備了這些既能果腹，又能預防與抵抗各種「慢性病」的「藥膳同源純植物性天然素食」。更難得的是，本人竟還能探尋發現到，現今被公認是全世界真正以純植物性天然素食為主，最健康的一個民族，就是位在巴基斯坦西北角與帕米爾高原接壤，被喜馬拉雅山所包圍的罕薩族人（Hunzas），他們在幾個世紀以來，人人都能過著自給自足，與世無爭又樸實的農耕生活，非但平均壽命為 120 歲，900

多年來沒人生過病，更無人罹患過任何被認為是絕症的癌症，而且在當地 60 歲的女人還能生孩子，對他們來說是很正常的事。他們這些生活狀況，必然是受惠於天然素食，以及當地長壽水的成果，如果有人毫無根據就惡意指控他們在說謊，或到處宣揚天然素食的「食物」也會導致人類生病，或罹患癌症等各種疾病的話，就等於是嚴重污辱與辱罵了我們至高無上，超越時空的主宰者或造物主，抑或上帝，也相信那些放話侮辱者遲早也都必然會受到天譴，報應或各種應有的懲罰。

Note

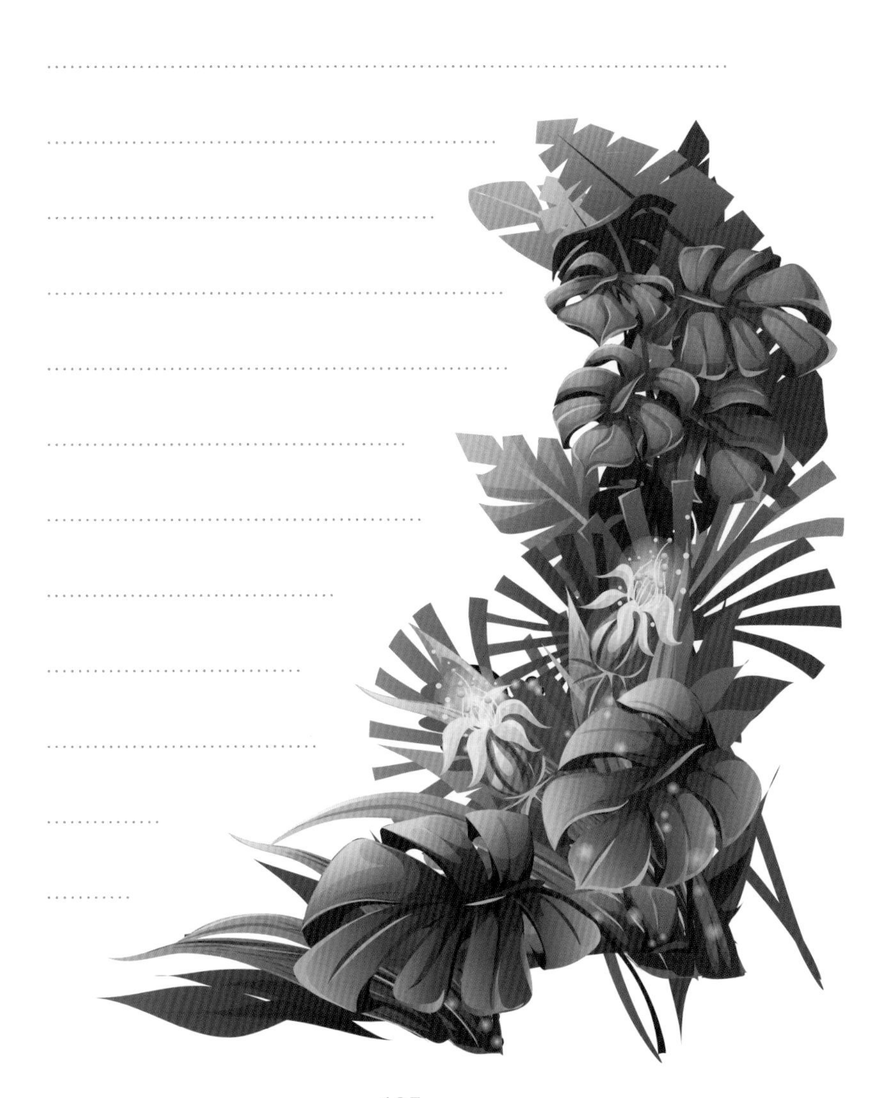

國家圖書館出版品預行編目資料

天然素食與防癌抗病 / 董發祥著
--初版-- 臺北市：博客思出版事業網：2022.1
ISBN：978-986-0762-17-4 （平裝）
1.癌症 2.腫瘤病理學 3.素食 4.健康法

417.8　　110020435

醫療保健 12

天然素食與防癌抗病

作　　者：董發祥
編　　輯：張加君、楊容容、古佳雯、塗宇樵
美　　編：塗宇樵
封面設計：塗宇樵
出 版 者：博客思出版事業網
發　　行：博客思出版事業網
地　　址：台北市中正區重慶南路1段121號8樓之14
電　　話：（02）2331-1675或（02）2331-1691
傳　　真：（02）2382-6225
E—MAIL：books5w@gmail.com或books5w@yahoo.com.tw
網路書店：http://bookstv.com.tw/
https://www.pcstore.com.tw/yesbooks/
https://shopee.tw/books5w
博客來網路書店、博客思網路書店
三民書局、金石堂書店
經　　銷：聯合發行股份有限公司
電　　話：（02）2917-8022　傳 真：（02）2915-7212
劃撥戶名：蘭臺出版社　帳號：18995335
香港代理：香港聯合零售有限公司
電　　話：（852）2150-2100　傳真：（852）2356-0735
出版日期：2022年1月 初版
定　　價：新臺幣320元整（平裝）
ISBN：978-986-0762-17-4